PHILIPP WEBER

ESSEN KANN JEDER!

Fakten für alle, die es täglich tun.

Karl Blessing Verlag

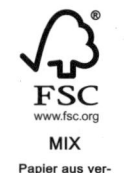
1. Auflage 2013
Copyright der deutschsprachigen Ausgabe 2013
by Karl Blessing Verlag, München,
in der Verlagsgruppe Randomhouse GmbH
Illustration, Design Umschlag und Kapitelintroseiten:
Inka Meyer, designee · visuelle kommunikation, München
Fotos: © Alle Inka Meyer und Philipp Weber, mit Ausnahme der Ferkel
(© XXIV/Fotolia.com; © Anatolii/Fotolia.com; © Tsekhmister/istockphoto.com)
und dem schwarzen Hahn (© Perrush/Fotolia.com)
Satz: Leingärtner, Nabburg
Druck und Einband: Ebner Spiegel, Ulm
Printed in Germany
ISBN 978-3-89667-493-7

www.blessing-verlag.de

INHALT

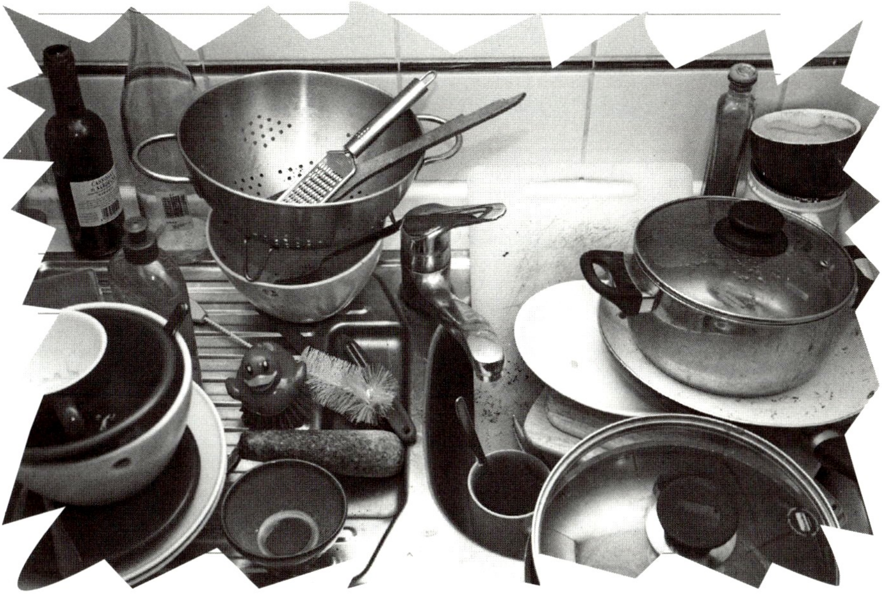

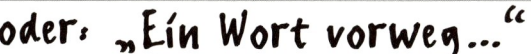

MEINE FREUNDIN SANNE

oder: „Ein Wort vorweg…"

An den Essgewohnheiten meiner Freunde erkenne ich: Die un-
beschwerte Zeit der Jugend ist vorbei. Im Grunde ist die Tatsache,
dass wir uns heute überhaupt Gedanken über die eigene Ernährung machen, ein Zeichen des Älterwerdens.

Noch während meines Studiums war mir das Thema Essen –
vorsichtig formuliert – völlig wurscht. Ich lebte damals in einer
WG mit meiner alten Freundin Sanne. Wochenlang gab es bei
uns nur zwei Gerichte: Spaghetti mit Tomatensoße und Toast-
brot mit Nutella. Vitamine, Ballaststoffe, ungesättigte Fettsäuren
waren für uns Propagandalügen der Gesundheitsmafia. Unser
Gral: die Mikrowelle. Wir aßen noch Mikrowellengerichte, da
war das Gerät schon seit zwei Jahren kaputt.

Indianer essen Vogelspinnen. Das finden Sie eklig? Ich habe
meine Mitbewohnerin halb gefrorene Bratensoße mit Kartoffelbrei direkt vom Aludeckel einer Tiefkühlpackung lecken sehen –
während sie dabei auf dem Klo saß. Noch absurder war es beim
Trinken: Ingwerschnaps? Bioweizen? Ökowein? Quatsch! Hauptsache, es knallte im Kopf. Bio war höchstens der Spiritus, den ich
aus dem Biologieseminar entwendete und den wir unseren Gästen als Wodka andrehten.

Irgendwann war das Studium vorbei, Sanne zog mit ihrem
Freund zusammen und wurde schwanger. Und eines Tages er-
tappte ich Sanne dabei, wie sie aus einem Bioladen herausstolper-
te. Es war ihr wahnsinnig peinlich. Sanne, die alte Rock'n'Rollerin
mit Demeter-Schwarzwurzeln? Da können die Hells Angels gleich

anfangen, Fahrrad zu fahren und Holunderblütentee zu trinken. Ich konnte es gar nicht glauben, als ich die Schwarzwurzeln sah: »Was sind das denn für geile Teile? Kann man die rauchen?«

Und bald danach habe ich sie wieder erwischt, als sie ihren Einkauf vom Biomarkt (übrigens versteckt in einer Aldi-Tüte) heimgetragen hat. »Sanne, was hast du denn jetzt wieder gekauft?« – »Dinkel-Cracker«, gab sie beschämt zu. »Dinkel-Cracker? Du weißt: Wer heute Dinkel-Cracker kauft, der umarmt morgen Bäume.«

Sie sagte, na ja, jetzt, wo sie schwanger sei … Sie mache es ja nicht ihretwegen und schon gar nicht wegen ihres Mannes!

Der darf sich übrigens keine Illusionen machen. Als Vater bekommt er in Zukunft sowieso nur noch das zu essen, was der Stammhalter unter den Tisch plumpsen lässt. Der Papa rangiert in der familiären Nahrungskette nur wenig über dem Staubsauger. Das sehe ich an meinem Schwager. Die Gelbwurst ist zwar vom Biometzger, aber Werner hat sie noch nie ohne Teppichmilben und Hundehaare zu sich genommen. Am eigenen Kind will man sich ja ernährungstechnisch nicht versündigen. Heute verwehrt man ihm die Extraportion Calcium – und morgen schafft es der Fruchtzwerg nicht aufs Gymnasium.

Ich sagte zu Sanne: »Sorry, aber dafür, dass du dich so gesund ernährst, siehst du in letzter Zeit ziemlich übel aus. Übertreibst du es nicht ein bisschen? Ich mache mir ernsthaft Sorgen.«

Darauf sie: »Du hast ja recht. Aber dieses verdammte Essensthema stresst mich so dermaßen! Jede Woche wird eine neue Studie wie die Sau durchs Mediendorf getrieben. Erst sind Eier schlecht wegen des Cholesterins. Dann heißt es wieder, Cholesterin im Essen macht gar nichts. Dann hat man sich gerade ein Ei in die Pfanne gehauen und liest beim Frühstück in der Zeitung, dass die blöden Dinger dioxinverseucht sind. Allein in der Stadtbibliothek gibt es 1034 Bücher zum Thema Ernährung. Und glaub mir, ich hab sie alle gelesen. Vom *Kochbuch für Stillmütter* bis *Essen bei Reizdarm. Iss dich schön, Iss dich klug, Iss dich gesund ...*«

Und sie hat ja recht! Ich weiß nicht, wie viel wertvolle Lebenszeit ich schon in Supermärkten verschwendet habe, nur weil ich überhaupt nicht mehr weiß, was ich kaufen soll. Ich habe mit 18 weniger über meine Berufswahl gegrübelt als heute mit 38 über ein einziges Mittagessen: Ist Margarine besser als Butter? Wie ist das überhaupt mit dem Fett? Macht Fett fett? Macht Zucker fetter als Fett? Und machen ungesättigte Fettsäuren fett – und überhaupt satt? Was ist mit Vitaminen, Spurenelementen, Ballaststoffen? Was ist mit Kreatin, Carnitin und Carotin? Warum muss ich überhaupt Antioxidationsmittel essen? Ich meine, fange ich ohne Ascorbinsäure an zu rosten? Wie soll ich mit gutem Gewissen viel Fisch für meine Gesundheit genießen, wenn die Hälfte der Meeresbewohner wegen Überfischung für immer in die Algen beißt? Lieber Fleisch kaufen? Doch welches? Ist weißes Fleisch wirklich gesünder als rotes? Kann Hormonfleisch die Wechseljahre auslösen? Wäre es für die Umwelt nicht besser, ganz auf tierische Produkte zu verzichten? Und wie bereitet man Tofu so zu, dass es Kinder überhaupt als Nahrungsmittel akzeptieren? Verdammt noch mal, ich hab Hunger!

Mir geht es ähnlich wie Sanne. Ich bin jetzt Mitte 30 und habe rein statistisch betrachtet die Hälfte meines Lebens schon hinter mir. Den Rest meiner Zeit will ich gesund und munter verbringen. Außerdem in einer Welt, in der es sich lohnt, noch einmal ein paar Jahre zu verweilen. Und mein Essverhalten kann dabei sicher einen wichtigen Beitrag leisten. Yeah, change now!

Da kam mir der Gedanke, eine kleine Anleitung über das Leben und Überleben im modernen Ernährungsdschungel zu schreiben. Keine endlose Litanei von asketischen Ordensregeln, kein esskonsumistisches Manifest. Sondern ein kleines, heiteres Buch. Eine lustige Ansammlung von nützlichen Tipps. Nach der Lektüre soll der Leser das Buch weglegen und sagen: »Vielen Dank, lieber Philipp, jetzt kann ich mich ohne Gefahren und Versuchungen als freier Bürger im Supermarkt bewegen und mich auf wichtigere Dinge als ökotrophologisch korrektes Magenfüllen konzentrieren. Danke. Danke. Danke, lieber Philipp.« Und das Buch muss auf jeden Fall möglichst kurz sein. Aus einem ganz einfachen Grund: Kurze Bücher machen deutlich weniger Arbeit als epische Meisterwerke à la *Krieg und Frieden*.

Nun, aber was berechtigt ausgerechnet mich, einen Essensratgeber zu verfassen? Schließlich bin ich nicht vom Fach. Ich habe weder eine Ausbildung als Koch noch als Ökotrophologe genossen. Diesem heiklen Einwand kann ich mit zwei schlagenden Argumenten begegnen.

Nummer eins

Ich habe Biologie und Chemie studiert. Habe Aminosäuren, Fette und Kohlenhydrate im Labor analysiert und synthetisiert, Darmbakterien in Petrischalen kultiviert und das Verdauungssystem von praktisch jeder Tierfamilie seziert, die mir vors Skalpell kam. Das macht mich zwar nicht zum Fachmann, stellt aber mein Vorhaben auf ein stabiles naturwissenschaftliches Fundament. Ich erkenne, ob ein Buch

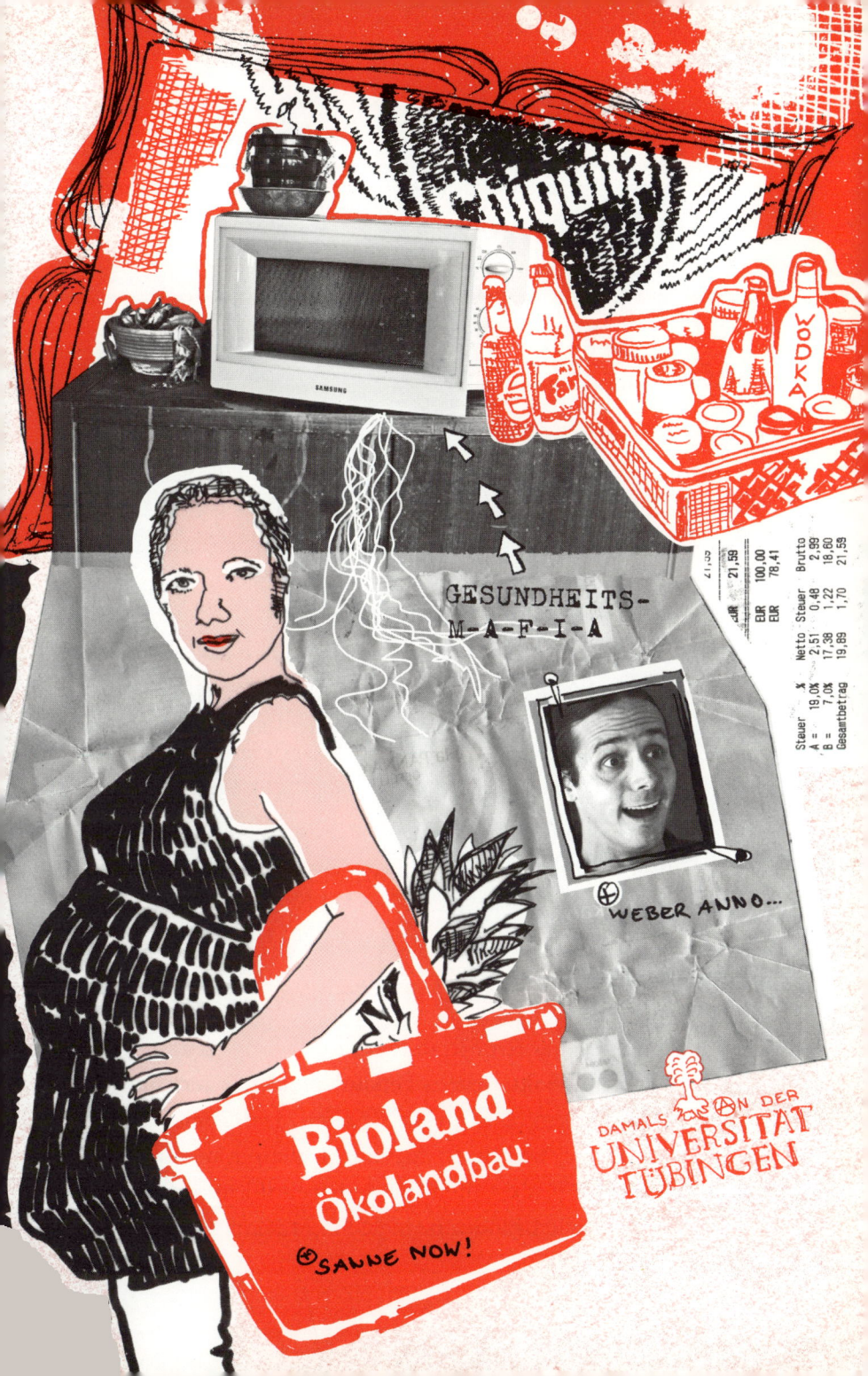

wissenschaftlich solide ist oder ob mir ein selbst berufener Essmissionar seine verquaste Ernährungsideologie verkaufen will.

Nummer zwei

Ich bin Kabarettist. Und als Kabarettist betrachte ich die Dinge aus einer ganz besonderen Perspektive, nämlich aus dem Blickwinkel der Satire. Die ist hier ausgesprochen hilfreich. Schließlich geht es in manchen Ess-Internetforen beim Diskutieren verbissener zu als in einem Chatroom von al-Qaida.

In mir reift immer mehr die Erkenntnis: Die Zeit ist gekommen, das Thema Essen mit einer ordentlichen Prise Humor zu würzen. Und wenn Sie sich beim Lesen dieses Buches fragen: Meint er das ernst? Soll ich das wirklich tun? Gut so. Benutzen Sie Ihren gesunden Menschenverstand. Befolgen Sie grundsätzlich nichts, was in Büchern steht und schon gar nicht in Ratgebern, nur weil es der Autor sagt oder weil er irgendwie kompetent wirkt. Selbst wenn ich dieser Klugschwätzer sein sollte. Seien Sie kritisch. Misstrauen Sie mir. Prüfen Sie meine Fakten. Bedenken Sie immer: Menschen, die über das Essen reden oder schreiben, wollen Ihnen meistens etwas verkaufen. Genau wie ich. Denn wenn ich ein Buch schreibe, möchte ich es zu Geld machen. (Seien Sie versichert: Mein missionarischer Tatendurst ist kleiner als mein monetärer Eifer.) Wenn Sie wirklich einem Menschen vertrauen wollen, dann nur, weil Ihnen sein Rat vernünftig und plausibel erscheint. Wenn Sie das Gefühl haben, ich erzähle Ihnen hier nur himmelschreienden Blödsinn, recht so. Mixen Sie sich weiter

Ihren Nonisaftshake mit Himalajasalzrand. Leben Sie glücklich und zufrieden, bis Sie an einer Vitamin-Überdosis krepieren. Mir ist es gleich. Ihr Geld bekommen Sie trotzdem nicht zurück.

So.

Ich ging dann erst mal mit Sanne einkaufen.

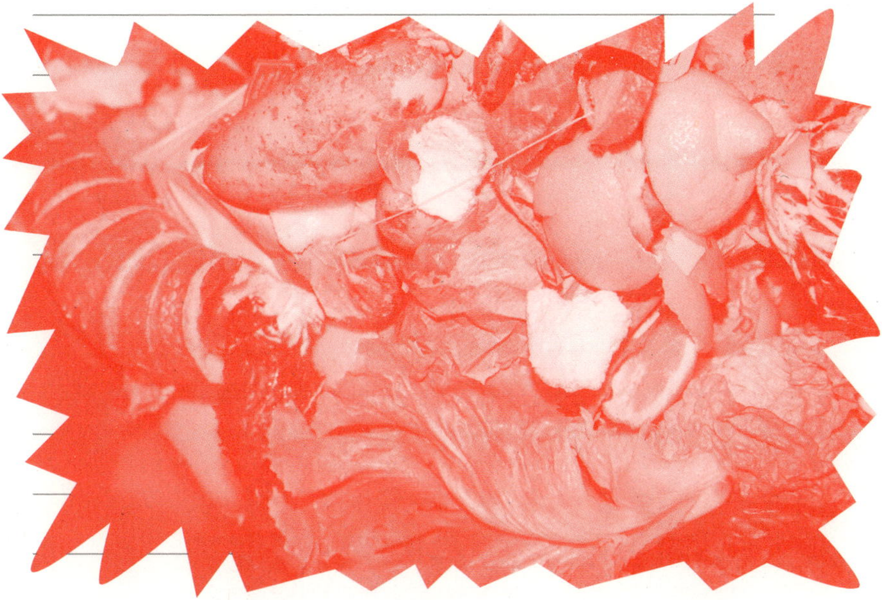

TELLER STATT TONNE

oder: „Esst Euren Müll!“

KAPITEL-NR.

1

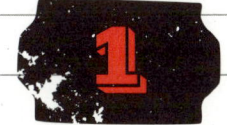

Bereit zum Abmarsch, stehen wir in Sannes Hausflur.

»Erst einmal gehen wir etwas essen, Sanne!«

»Wieso?«

»Letzte Woche habe ich in völlig unterzuckertem Zustand acht
Packungen tiefgefrorene Biogarnelen gekauft!«

»Acht? Die sind doch schweineteuer!«

»Natürlich. Für das Geld hätte ich mir locker die Kühltruhe leisten können, die ich für acht Packungen Biogarnelen dringend benötige!«

»Was ist mit deinem Gefrierfach?«

»Das ist noch voll von meiner Krautorgie im Monat davor. Weißt
du, wie viel Kohlrouladen man aus drei Spitzkohlköpfen kochen kann?«

»Du hast drei Kohlköpfe gekauft, Philipp?«

»Ich hatte so einen Hunger. Und es gab drei zum Preis von zwei.
Ein faires Angebot. Auch, wenn ein Kopf schon zu viel war.«

»Da waren die Augen mal wieder größer als der Magen, was?«

»Oder das Hirn kleiner als der Darm!«

Die Frischobst-Falle

Das kennen Sie sicher auch: Vor lauter Stress sind Sie den ganzen Tag nicht zum Essen gekommen. Ihr Magen knurrt wie ein Rudel schlecht gelaunter Bulldoggen und hat sich klein und hart in Ihren Eingeweiden verkrochen. Ihr Zuckerspiegel ist im Keller. Ihre Hände zittern. Bilder von Schlagsahne und Schokoladenkonfekt beginnen durch Ihren fantasierenden Geist zu tanzen. Und in diesem völlig ausgehungerten Zustand betreten Sie den Supermarkt. Genauer gesagt: die Obstabteilung! Egal, welcher Handelskette Sie Ihre Gunst schenken, am Anfang kommt immer das Grünzeug. Damit der Besucher die Kaufhalle betritt und denkt: »Oh, schön! Frisches und gesundes Obst. Alles in diesem Laden muss frisch und gesund sein. Wohl dem, der hier einkauft!« Würde dagegen am Eingang die Fleischtheke den Kunden begrüßen, dahinter ein grobschlächtiger Metzgergeselle mit blutbefleckter Schürze, in der einen Hand das Schlachtbeil, in der anderen ein Stück Rinderzunge, dächte der feinsinnige Konsument: »Oh Gott! Totes und fettiges Tier! Alles in diesem Laden muss tot und fettig sein. Wehe dem, der nicht das Weite sucht!«

Um das zu verhindern, empfängt Sie hinter dem Drehkreuz jedes Einkaufsparadieses ein Garten Eden edlen Obstes. Wohin das Auge blickt, türmen sich Berge aus buntem, duftigem, knackigem, feuchtem Fruchtfleisch. Durch keine Druckstelle entstellt. Durch keinen Wurm geschändet. Und sollte doch einmal eine garstige Beere es wagen, durch Fehlfärbung oder gar krüppeligen Wuchs gegen die harten, aber gerechten Gesetze des europäischen Komitees für Normung zu verstoßen, dann hat das Argusauge des Abteilungsleiters diesen Schandfleck schon längst erblickt, das Essunwürdige aussortiert und im Müllcontainer entsorgt.

Sie beginnen zu kaufen: Bananen, Ananas, Mandarinen, Clementinen, Apfelsinen, Kiwis, Grapefruits, Pampelmusen, Karambolen, Drachenfrüchte, Passionsfrüchte, Maracujas, Mangos, Physalis und ... äh, Äpfel. Dann tragen Sie diese Kleinode der Schöpfung behutsam nach Hause. Drapieren alles kunstvoll in einer Terrakottaschale wie ein niederländisches Stillleben. Und beobachten das Ganze die nächsten sechs Wochen, bis die gesamte Biomasse in Form von Fruchtfliegen unter der Decke kreist. Und Sie fragen sich beschämt: Warum habe ich keine dieser süßen, vitaminhaltigen Nektarinen gegessen? Wahrscheinlich, weil Sie auf den letzten Metern vor der Supermarktkasse dachten: Bei so viel Gesundem habe ich mir jetzt eine Jumbopackung Vanilleeis verdient.

Vom Rest zum Kompost

Die ganze verschwenderische Verheerung meines Konsumverhaltens erkenne ich immer dann, wenn ich aus irgendwelchen Gründen versäumt habe einzukaufen. Dann sagt meine Freundin: »Philipp, ist doch nicht so schlimm, mach Reste.«

Gute Idee. Ich liebe es, Reste zu verkochen. Denn das ist eine kulinarische Herausforderung. Nur wirklich gute Köche vermögen es, aus drei welken Karotten und vier Scheiben Harzer Bergkäse ein schmackhaftes Gericht zu zaubern.

Ich schaue in den Kühlschrank und antworte: »Schatz, wir haben keine Reste mehr.« Sie ruft verblüfft: »Wieso, der Kühlschrank ist doch voll?« – »Schon, aber nicht mit Resten, sondern mit Kompost. Ach, was sag ich, mit archäologischen Relikten! Wenn der Salat so weitermacht, dann ist er in einem Jahr Erdöl. Vom Mumifizierungsgrad datiere ich den Käse auf das frühe Mittelalter. Den haben wahrscheinlich die Goten vergessen, als sie hier vorbeigekommen sind.«

Es ist absurd. Erst kauft man irre gesundes Biogemüse, und dann legt man es in dieses Mikrobenparadies. Wussten Sie, dass der Ort der höchsten Keimbelastung im Haushalt der Kühlschrank ist? Klar, jeder Urinstein wird von der deutschen Hausfrau bekämpft, als gelte es, Ebola einzudämmen, aber beim Kühlschrank wartet man, bis die Milch auf eigenen Beinen herauskriecht. Der amerikanische Hygieneforscher Charles Gerba sagt, wenn Außerirdische mit Biosensoren auf dem Kopf auf die Erde kämen, würden sie aus der Kloschüssel essen und in den Kühlschrank scheißen. Hätte die CIA George W. Bush Bilder von deutschen Kühlschränken und den darin lagernden biologischen Kampfstoffen vorgelegt, wären die USA auch sicher nicht in den Irak einmarschiert.

Und irgendwann landet das ganze Zeug im Biomüll. Also, im Grunde ist es ja schon Biomüll, es muss nur noch in die Tonne. Nach einer Studie der Universität Stuttgart werden jährlich elf Millionen Tonnen Lebensmittel als Abfall entsorgt. Das entspricht 275 000 Sattelschleppern, die Stoßstange an Stoßstange einen Verkehrsstau von Lissabon nach Moskau bilden. Ein Drittel der gesamten Welternte landet auf der Müllkippe. Also auf den Müllkippen Europas und Nordamerikas natürlich. Das heißt, jede dritte Kartoffel, jede dritte Karotte, jedes dritte Korn wird vollkommen umsonst mittels Kunstdünger und Pestiziden aus dem Ackerboden gepresst.

Die Erdbeerflunder: Die Rolle der Gentechnik

Und es wird noch schlimmer werden. Denn die Agrarindustrie ersinnt ja ständig neue Methoden, um ihre Erträge ohne Rücksicht auf Mutter Natur zu steigern. Erst kürzlich erhielt eine neue Genmaissorte ihre Zulassung durch die EU-Kommission. Sie trägt die Bezeichnung »MIR 162«. Klingt wie eine russische Raumfahrtkapsel. Und von mir aus könnte man das Zeug zusammen mit der ganzen Gentechbranche auch auf den Mond schießen. Viele meiner Leser werden jetzt vielleicht enttäuscht ausrufen: »Ach, ist der Weber auch so ein innovationsfeindlicher Gesundheitshysteriker, dessen irrationale Ängste den wissenschaftlichen Fortschritt und die Wettbewerbsfähigkeit Deutschlands bedrohen?« Nein, ich habe keine Angst vor der Gentechnik. Neulich hat mir eine Veranstalterin nach der Vorstellung Tomaten hingestellt und – offensichtlich Bezug auf mein Programm nehmend – stolz verkündet: »Herr Weber! Aus eigenem Anbau, die sind absolut genfrei!« Da hab ich mir gedacht: »Na, dafür, dass die Dinger keine Gene haben, sehen sie eigentlich ganz lecker aus!« Fehlende Chromosomen sind nämlich in der Regel in der Natur absolut tödlich. Männer haben im Vergleich zu Frauen nur ein Viertel Chromosomen weniger, und wir wissen alle, was das schon teilweise für verheerende Konsequenzen hat.

Ich bin nicht grundsätzlich gegen jede Form von Gentechnik. Mit gentechnisch veränderten Organismen werden seit Jahren wichtige Medikamente hergestellt. Zum Beispiel Insulin. Es gibt auf diesem Gebiet äußerst faszinierende Ansätze. Asiatische Forscher haben sogar schon ein fluoreszierendes Schwein geklont. Also eine Sau, die im Dunkeln leuchtet. Wenn man das auf

Hunde übertragen könnte, hätte man einen Dackel, mit dem man nachts Gassi gehen kann. Super. Doch warum sollen wir Genfood herstellen? Wenn wir einen großen Teil der Ernte doch gleich wieder zu Kompost verarbeiten, warum brauchen wir noch größere Zucchini? Noch ertragreicheren Weizen? Noch schädlingsresistenteren Mais? Wir können doch froh sein, wenn wenigstens die Schädlinge den Scheiß-Mais fressen!

Und in Zukunft wird das ganze Zeug nicht mal mehr verrotten, sondern für immer im Kühlschrank liegen bleiben. Ich habe gelesen, dass man, um Obst gegen Frost unempfindlicher zu machen, Erdbeeren Gene von arktischen Flundern eingesetzt hat. Das sind Fische! Ziemlich schnelle Fische. Die Erdbeerpflücker der Zukunft brauchen also eine echt gute Kondition. Aber warum sollen nur Erdbeeren und Flunderngenom vermischt werden? Warum nicht auch Apfel- und Zitterrochengene kreuzen? Raus kommt der Zitterapfel. Da braucht man keine Insektizide, die funktionieren nämlich wie diese elektrischen Fliegenfallen beim Bäcker. Wenn eine Wespe andockt, verpufft sie in einer Wolke verkohlenden Chitins. Ich wäre sogar offener gegenüber der Thematik, wenn die Lebensmittel durch die Biotechnologie ethisch höhere Standards erfüllen würden. Was jetzt kommt, klingt ein bisschen nach Sience-Fiction, aber stellen Sie sich mal vor, man könnte einem Schwein das genetische Material einer Sojapflanze einsetzen. Herauskommen würde die erste voll vegetarische Tofusau! Wenn man diese Tofusau dann noch mit selbstmordgefährdeten Lemminggenen rückkreuzt, erhält man ein suizidales, veganes Schwein, das sich selbst in die Fleischbrühe stürzt. Das können dann auch Tierschützer mit gutem Gewissen essen, weil man davon ausgehen kann: Dieses Schwein wollte geschlachtet werden. Welch großartige Vorstellung. Dann würde ich sagen: Let's clone, baby!

Doch bevor Sie jetzt in allzu großen Zukunftsoptimismus verfallen, muss ich eine wichtige Sache zu bedenken geben: Biologische Systeme sind leider sehr komplexe Systeme. Das heißt, wir können einfach nicht immer sicher sein, was passiert, wenn wir zu frech mit Gottes Legosteinchen herumspielen. Wie wir wissen, kann sich das Geschöpf auch leicht gegen den Schöpfer wenden. Wie bei Frankenstein. Oder Jekyll und Hyde. Oder Helmut Kohl und Angela Merkel. Vor allem ist es vollkommen unklar, wie sich die Verbreitung von gentechnisch veränderten Pflanzen kontrollieren lässt. Wenn Genpollen durch die Gegend fliegen, ist schlecht mit dem Handkehrer hinterherzukommen. Dagegen ist das Atomzwischenlager Asse ein Kinderzimmer.

Und ich sehe noch ein anderes Problem. Nehmen wir mal an, irgendeine Firma schafft den Durchbruch in der Maisforschung und schafft eine supergroße, superresistente und superleckere Supersorte. So hoch entwickelt, dass die fertigen Cornflakes direkt aus den Kolben auf den Teller springen. Wird dann über kurz oder lang nicht jeder Bauer diesen Mais anbauen wollen? Oder müssen? Einfach, um konkurrenzfähig zu bleiben? Bisher werden weltweit Hunderte von verschiedenen Maisvarianten angebaut. Aber es werden immer weniger. Und wer weiß, irgendwann hängt dann das Wohl der Welt nur noch an einem Megamais. Und was ist, wenn irgendein blöder Virus dann doch mal mutiert und der Superstängel die Grippe kriegt? Denken wir an die Kartoffelpest. Die hat im 19. Jahrhundert mehr als einer Million Iren das Leben gekostet, weil praktisch das einzige Grundnahrungsmittel der Insel auf einen Schlag zerstört wurde. Es war eine Katastrophe biblischen Ausmaßes. So, als

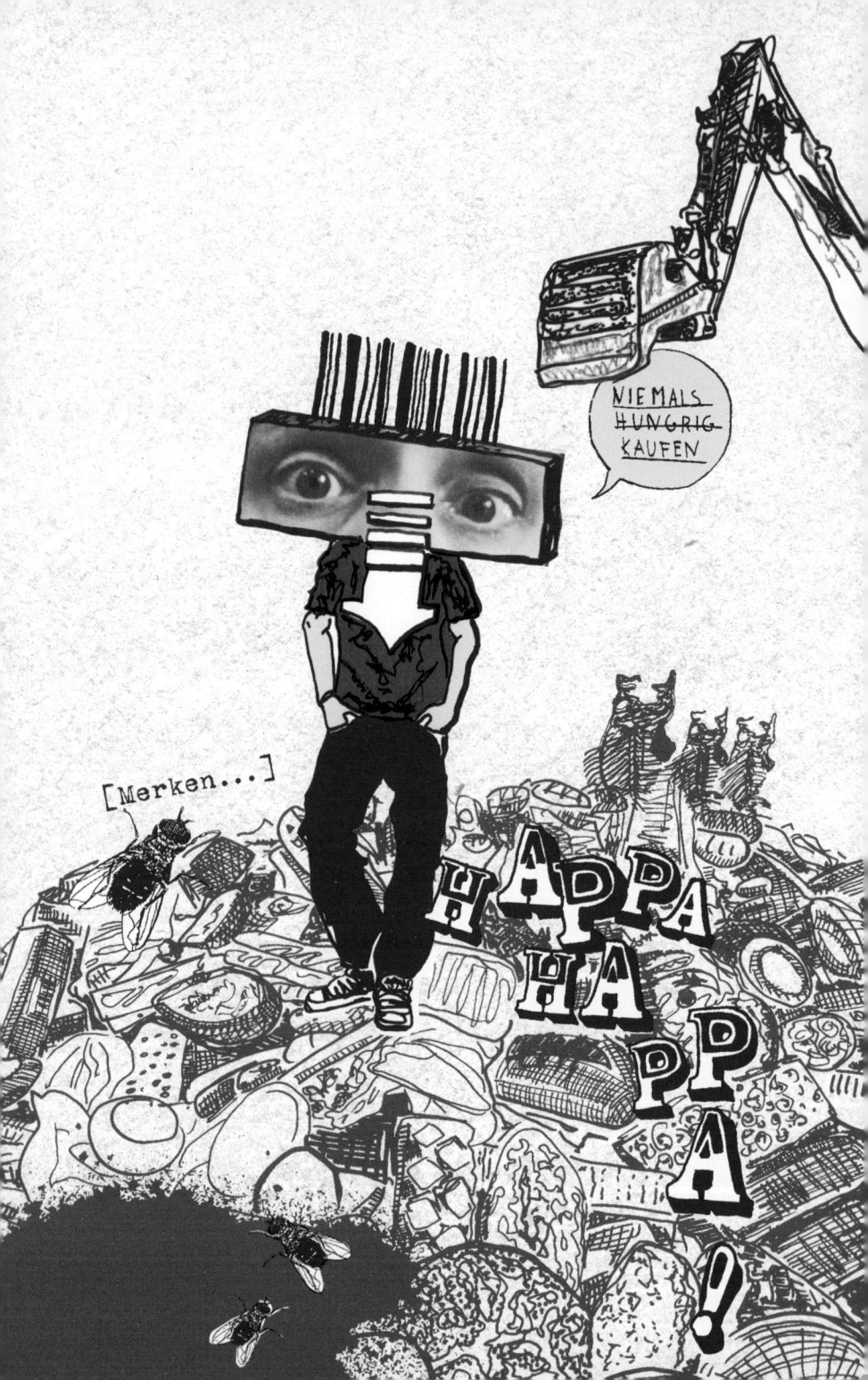

würden in Berlin über Nacht alle Dönerbuden abbrennen. Das heißt also, ungezügelte Gentechnik könnte die Ernährungslage der Welt sogar bedrohen. Und dabei war ein großes Versprechen der Gentechnik ja, den Hunger in der Welt zu bekämpfen. Aber wo essen die Leute am meisten gentechnisch veränderte Lebensmittel? In Amerika. Und ich weiß nicht, wie es Ihnen geht, aber ich finde, so hungrig sehen die Amis doch gar nicht aus!

Teurer Abfall

Die Gentechnik ist vor allem ein gigantisches Geschäft. Es geht darum, noch billiger in noch absurderen Mengen Nahrungsmittel produzieren zu können, und zwar meistens an Orten, wo sie kein Mensch braucht. Aber es steigert die Gewinne und füllt die Taschen der Lebensmittelindustrie. Und je billiger die Nahrungsmittel, desto schneller werden sie weggeworfen. Oder haben Sie schon mal gesehen, dass die Biotonne in Ihrem Mietshaus von madigen Rinderfilets, halb gegessenen Hummern oder fauligen Trüffelknollen überquoll? Wahrscheinlich nicht. Der Großteil der Nahrungsmittel ist heute nichts mehr wert. Mit dem paradoxen Ergebnis, dass in Deutschland jährlich Essen im Wert von geschätzten 22 Milliarden Euro im Müll landet.

Aber oft macht unser Essen auf seinem Weg vom Acker in die Tonne gar nicht mehr den Umweg über den Kühlschrank. 4,3 Millionen Tonnen werden von der Nahrungsmittelindustrie selbst weggeschmissen. Wenn die Nahrung nach einer langen Reise um die halbe Welt endlich im Supermarktregal angekommen ist, wird sie abends gleich wieder im Hinterhof entsorgt.

Schließlich muss Platz geschaffen werden für den künftigen Abfall, der schon im Anrollen ist.

Aber wenn Sie, liebe Leser, jetzt auf die Idee kommen: Cool, dann schaue ich heute Abend im Müllcontainer von REWE und besorg mir ein schönes 5-Gänge-Dinner … Vorsicht, Sie könnten schnell vor Gericht landen. Denn die unautorisierte Entwendung von weggeworfenem Essen wird vom deutschen Recht als Diebstahl gewertet. Ein Kölner Gericht hat 2004 eine Frau zu 60 Sozialstunden verdonnert, weil sie sich ihr Essen hinter einem Supermarkt aus der Mülltonne zusammengeklaubt hat. Nach deutschem Recht gilt: Der Abfall gehört immer noch dem Wegwerfenden. Also aufpassen, wenn Sie in einen Hundehaufen treten, im Grunde könnte Sie der Hundehalter wegen Sachbeschädigung verklagen.

Was ist zu tun?

Vergessen wir nicht: Man schmeißt nicht nur das Essen weg. Die ganze Energie, der Treibstoff, das Wasser – alles, was zur Produktion der Lebensmittel aufgewendet wurde, ist ebenfalls futsch. Das sind ganze Atomkraftwerke von Energie, Ozeane von Süßwasser, Milliarden von Arbeitsstunden, die wir da zusammen mit matschigen Tomaten und schimmeligem Streichkäse in den Müll hauen. Und auch wenn sich das jetzt nach Mamas In-Afrika-hungern-Kinder-Tirade anhören sollte, muss es trotzdem einmal kurz erwähnt werden: Angesichts der Tatsache, dass laut UNO circa eine Milliarde Menschen an chronischem Hunger leiden, ist jeder Bissen in der Tonne Zeichen eines ziemlich miesen Lebensstils.

→ Mein Tipp

Wenn Sie etwas für Ihre Gesundheit und gegen die ganze Perversion der modernen Überproduktion machen wollen, gehen Sie niemals hungrig einkaufen. Schauen Sie zu Hause nach, was Sie brauchen, machen Sie sich eine Liste und befolgen diese wie die Worte der Heiligen Schrift. Denken Sie daran: Den ganzen Mist müssen Sie nicht nur in Einkaufstüten in Ihre Wohnung hochschleppen, sondern in Müllsäcken auch wieder runter.

Außerdem: Ein Mindesthaltbarkeitsdatum bedeutet nicht, dass am Tage X sämtliche Joghurtbakterien zu todbringenden Mikroben mutieren. Diese Angabe sagt nichts über die grundsätzliche Genießbarkeit bis zu diesem Zeitpunkt aus. Der Hersteller garantiert damit nur das gleichbleibende Aroma und die Konsistenz seines Produktes. Im Grunde besteht also sogar die Chance, dass sich nach Ablauf der Frist das Produkt zum Positiven wendet. Bevor Sie blind den Käse in seinem verschweißten Cellophansarg in der Restmülltonne bestatten, schnuppern Sie doch erst mal an ihm. Vielleicht hat der Limburger noch etwas mehr Pep bekommen.

→ Futter für Fortgeschrittene

Seien Sie subversiv! Fragen Sie den Abteilungsleiter vom Supermarkt doch mal, ob er auch die Bananen mit diesen lustigen kleinen braunen Punkten hat oder die Gurken, die ein wenig krumm sind, aber irgendwie besser schmecken. Bedauernd wird er sagen, er habe keine. Aber wenn Sie ihm diese Frage jede Woche zweimal stellen, stöbert er abends irgendwann selbst im Müllcontainer.

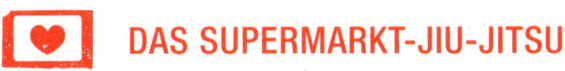 ## DAS SUPERMARKT-JIU-JITSU

Die 10 goldenen Regeln gegen Psychotricks

Nicht nur ein leerer Magen kann zu Übermaß verleiten. Im Supermarkt sind noch ganz andere Kräfte am Werk. Kennen Sie zum Beispiel den Zustand der Kaufamnesie? Man schaut auf den Berg von Produkten, die man gerade aus seinem Baumwollbeutel auf den Küchentisch gezaubert hat, und fragt sich erschrocken: Was, so viel? Geschirrspülmittel. Pfefferminztee. Erbsen in der Dose. Spargel im Glas. Eine Flasche Rotwein. Eine Flasche Milch. Eine Packung Mandelsplitter. Eine Tüte Backerbsen. Zwei Schokoriegel. Und die Krönung: eine elektrische Zahnbürste! Ich habe in meinem ganzen Leben noch nie so ein Teil besessen. Nicht mal gewollt. Im Gegenteil. Menschen mit elektrischen Zahnbürsten waren mir von jeher suspekt. Wer beim Zähneputzen maschinelle Hilfe braucht, lässt sich wahrscheinlich auch von seiner Frau die Schuhe binden, oder? Ich schaue auf meinen Einkaufszettel. Was steht da? »1 Flasche Milch. 6 Eier.« Scheiße, die Eier habe ich vergessen.

Diffuse Angst greift um mein Herz: Wer hat das gekauft? Das kann doch nicht ich gewesen sein? Leide ich unter einer Persönlichkeitsstörung? Bin ich eine Art Supermarkt-Hulk? Sobald ich schlechte Synthesizermusik vom Band höre, verwandle ich mich in einen Berserker und stürze mich im Kaufrausch auf die

Wursttheke? Oder werde ich von Aliens ferngesteuert, die mir befehlen, Dosenerbsen zu kaufen, obwohl ich mit der Batterie an Dosenerbsen in meiner Speisekammer problemlos einen atomaren Winter überstehen könnte?

Die Antwort ist einfach: Ja, nur ist alles viel schlimmer – die Monster sind mitten unter uns! Denn über Sinn oder Unsinn, über Notwendigkeit oder Überfluss an Artikeln entscheidet im Labyrinth der Regale nicht der Verstand, sondern das Gefühl. Zwei Drittel aller Kaufentscheidungen im Supermarkt fallen spontan. Und Marketingexperten wissen das. Sie benutzen ein ganzes Waffenarsenal von psychologischen Tricks, um an unserem Hirn vorbei direkt mit unserem Bauch zu kommunizieren. Deswegen habe ich ein System der Selbstverteidigung entwickelt. Ich nenne es: das »Supermarkt-Jiu-Jitsu«. Mit den folgenden Kampftechniken werden Sie jeden Angriff auf Ihr Unterbewusstsein und damit auf Ihren Geldbeutel abwehren!

1.   Die wichtigste Grundregel lautet: Minimieren Sie Ihre Zeit am Ort des Geschehens! Die Aufenthaltsdauer in Supermärkten entscheidet über Sieg oder Niederlage. Je länger Sie dort verweilen, desto mehr werden Sie kaufen. Das heißt für Sie: Rennen, hasten, stürmen, flitzen, wetzen, jagen Sie durch die Gänge wie ein Meldegänger durch die feindlichen Angriffslinien. Sie gehen täglich joggen? Gut. Nehmen Sie Ihren Einkaufszettel mit und drehen Sie die letzten Runden einfach um die Tiefkühltruhe.

2.   Doch Vorsicht! Ihr Gegner – also der Inhaber des Supermarktes – wird versuchen, Sie mit allen Kräften aufzuhalten: Ein leicht unebener Fußbodenbelag bremst den Einkaufswagen in der Obstabteilung, ein grüner Teppich erzeugt Widerstand am

Boden und im Hirn unbewusst die Behaglichkeit eines Wochen-
marktes. Wenn Sie also einen Einkaufswagen benutzen, dann
immer mit Karacho. Führen Sie nur schnelle Stoßbewegungen
und diese mit voller Wucht aus. Wenn Ihnen dabei eine Omi in
die Quere kommt – egal. Supermarkt ist Krieg!

3. Auf jede erdenkliche Art und Weise werden unsere Sinne
umschmeichelt: Alles soll Wohlgefallen hervorrufen und zum
Verweilen auffordern. Ein zentrales Element ist dabei natürlich die Musik – hier wird nichts dem Zufall überlassen. Mit
exakt 72 Taktschlägen pro Minute wird dem Kunden mit süßen Klängen sanft die Hirnhaut massiert. Morgens gibt es
Volksmusik für die Rentner. Und abends Soft Pop für den ge-
stressten Büroangestellten. Interessanterweise soll klassische
Musik den Alkoholkonsum fördern. Wenn Sie also Mozart hören, wechseln Sie unverzüglich aus der Spirituosen- in die Kä-
seabteilung. Oder stopfen Sie sich schon an der Gemüsetheke
einen Bund Petersilie in die Lauscher und singen Sie laut gegen
Florian Silbereisen an. Natürlich werden Sie so für irre gehalten. Aber das verhindert wenigstens, dass Ihnen die Frau hinter dem Sonderaktionsstand Häppchen in die Kiemen schiebt
und Sie anschließend mit drei Kilo Mettwurst nach Hause
latschen.

4. Im Eingangsbereich ist immer ein Bäcker oder eine Bäcke-
rin, die Sie freundlich anlächeln. Lassen Sie sich nicht täuschen.
Diese Halunken stecken mit dem Filialleiter unter einer Decke.
Denn hier wird Ihrer Nase eine Falle gestellt: Der Duft von frisch
gebackenen Brötchen soll Ihre Magensäfte in Wallung bringen
und ein Gefühl von Geborgenheit vermitteln. Supermarktbe-

sitzer können diesen Brötchenduft sogar in Dosen kaufen und wie ein Mückenspray in den Gängen verteilen. Also, Wäscheklammer auf den Riechkolben und ab ins Getümmel.

5. Waren in Blick- und Greifhöhe sind meist kostspieliger als jene, die mehr Körpereinsatz fordern. In Augenhöhe befinden sich Markenprodukte. Auf die oberen und unteren Plätze im Regal sind die billigeren Artikel verbannt. Kaufen Sie also nur, was Sie sich durch ehrliche körperliche Arbeit verdient haben. Bücken und strecken, bücken und strecken … Übrigens scannen die meisten Menschen ein Regal von links nach rechts, wobei der Blick am rechten Rand des Regals am längsten verharrt. Folglich stehen da auch die teureren Produkte. Tipp: Eine Augenklappe über dem rechten Auge kann Wunder wirken! Ich weiß, mit der Nasenklemme, der Petersilie in den Ohren und Ihrem schneidigen Stechschritt kommen Sie sich langsam etwas dämlich vor. Doch sparsames Einkaufen hat eben seinen Preis. Also weiter.

6. Moderne Einkaufswagen sind so riesig, dass selbst ein hünenhafter Basketballspieler hinter ihnen wie ein Hobbit wirkt. Aber ein Einkaufswagen muss heute monströs sein. Denn er soll selbst dann noch leer wirken, wenn der Kunde das Gefährt schon mit vier Säcken Kartoffeln, drei Kästen Bier und zwei Kindern beladen hat. Also Finger weg von diesen Höllenmaschinen. Bringen Sie Ihren eigenen Einkaufskorb mit. Noch besser ist: Kaufen Sie nur, was Sie in den Händen tragen können, oder lernen Sie gar jonglieren! Sollten Sie es schaffen, vier verschiedene Joghurtsorten mit 40 verschiedenen Vitaminen gleichzeitig in der Luft zu halten, dürfen Sie den Mist von mir aus auch kaufen.

7.   Darauf fragen Sie: Und wer soll dann die Bierkästen schleppen? Richtig. Und auch wenn für Sie, liebe Leserinnen, folgender Rat wie totaler Wahnsinn klingen mag: Nehmen Sie Ihren Mann zum Einkaufen mit! Nachweislich bleiben Frauen zeitlich nur halb so lange in Supermärkten, wenn ihre Männer dabei sind. Klar, Einkaufen macht keinen Spaß, wenn man so einen besserwisserischen Miesepeter an der Backe hat. Da versucht man, den Stinkstiefel schnell wieder auf seiner Couch zu parken, um das normale Leben weiterzuführen. Wichtig: Lassen Sie sich beim Einkauf von Ihrem Mann unter keinen Umständen trennen! So ist es kein Zufall, dass Eingänge von Supermärkten oft von Bratwurstbuden versperrt sind. Diese sollen Ihren Mann davon abhalten, gemeinsam mit Ihnen den Supermarkt zu betreten! Nehmen Sie die Bratwurst mit und legen Sie wie Hänsel und Gretel Spuren von Senf durch den Supermarkt, dann finden Sie auch wieder heraus.

8.   Und schon sind wir beim nächsten Punkt: Supermärkte folgen keiner inneren Logik. Tomaten in Dosen sind nicht bei anderen Konservendosen platziert, sondern bei den Nudeln. Die Nudeln stehen aber nicht beim Reis oder anderen Nahrungsmitteln, die man als Beilage in Wasser kochen kann, nein, sie stehen beim Kaffee. Der Kaffee steht nicht beim Tee, sondern neben Apfelkompott. Das Apfelkompott grenzt nicht an die Einweggläser, sondern an die Kartoffelpuffer usw. Das ist klare Absicht! Sie sollen ja wie Odysseus durch den Supermarkt irren, bis Sie endlich feststellen, dass die Cornichons natürlich neben dem Essigreiniger zu finden sind. Denn bis dahin haben wir uns schon mit Klopapier, Fischkonserven und Teelichtern versorgt. Operieren Sie deshalb auch nie auf unbekanntem Terrain, und wechseln Sie nie den Supermarkt. Und wenn Sie ein Produkt entdeckt haben, notieren Sie sich den Fundort. Indiana Jones ist schließlich auch nicht ohne Karte in den Tempel des Todes gegangen.

9.   Auf allem, was mit Rabatten, Preisnachlässen und Gratiszugaben wirbt, steht für uns Kenner in dicken roten Lettern geschrieben: »Weiche, Satan!« Sie sind doch kein Sammler oder Jäger von Schnäppchen! Sie sind ein aufgeklärter Mensch des 21. Jahrhunderts, der seine Bedürfnisse nicht den Sonderangeboten von Herrn Tengelmann unterordnet. Ein ganz übler Trick ist übrigens, dass neben einem billigen ein sehr teures Produkt platziert wird. Der Spottpreis des einen Artikels scheint in unserem Hirn den Wucher des anderen zu relativieren. Wenn also eine elektrische Zahnbürste für 12,99 Euro neben einer Tüte Backerbsen für 49 Cent liegt, seien Sie wachsam. Niemand weiß das besser als ich.

10. Die Gänge in Supermärkten sind so angelegt, dass man am Ende kurz vor der Kasse oder direkt an der Kasse noch an Süßigkeiten vorbeikommt. Das ist die sogenannte Quengelzone. Sie zielt natürlich auf die unschuldigsten Wesen in der grausamen Nahrungspyramide des Supermarktes: die Kinder. Um Ihr eigenes Fleisch und Blut zu schützen: Knebeln Sie Ihr Kind! Und das machen Sie am besten mit einem sehr großen Eis. Dieses kaufen Sie Ihrem Nachwuchs aber bereits vor dem Betreten des Supermarktes. Wenn dann der süße Milchschleimglibber auf die Flure rinnt, von den Rädern des Einkaufswagens von Regal zu Regal getragen wird oder gar das Vanillebällchen der Schwerkraft folgend auf den grünen Teppich der Obstabteilung klatscht und sich daraufhin ein Geschrei gen Himmel erhebt, bei dem selbst der Papageno vom Band aus den Gehörgängen fliehen will, dann, ja, dann wird nicht mal der gierigste Filialleiter wollen, dass Sie länger als nötig in seinem Supermarkt bleiben.

Das sind die Grundlagen des »Supermarkt-Jiu-Jitsu«. Es ist natürlich noch eine sehr junge Selbstverteidigungskunst. 16 der 26 Kammern des Sidolin stehen im Grunde noch leer, wie Sie vielleicht bemerkt haben. Wenn Ihnen also weitere Kampfgriffe, Abwehrstrategien oder Schutzreflexe einfallen, tragen Sie sie in die Welt, und lassen Sie es mich wissen.

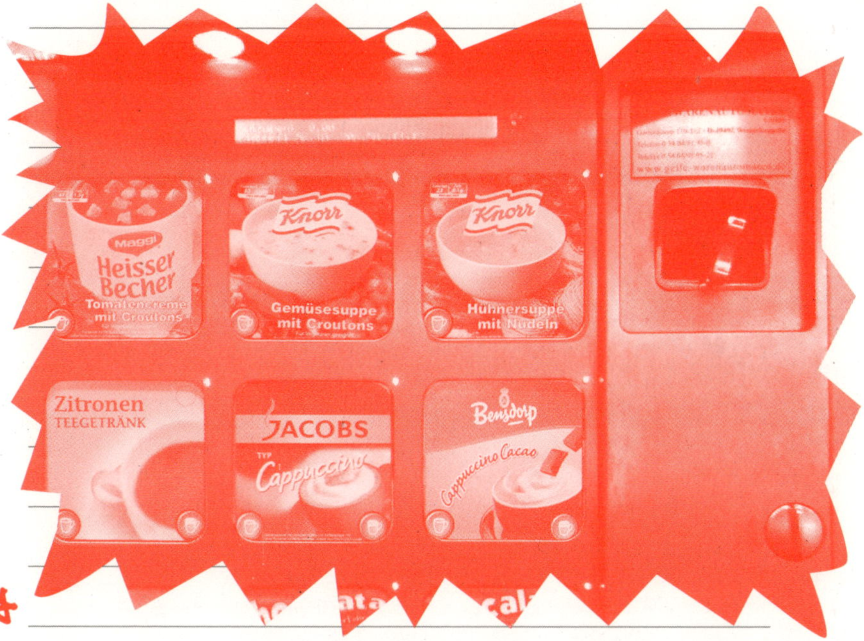

EHRT EUER ESSEN!

oder: „Wider die Unsitte des hastigen Schlingens"

KAPITEL-NR.

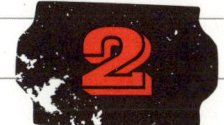

Wir befinden uns in »Ulis Frittenbude«. Fettdunst mischt sich mit Tabakqualm. Gedudel von Spieleautomaten. Profitrinker lallen im Hintergrund.

»Philipp! Ist das dein Ernst? Pommes?«

»Ich hätte wahnsinnig Lust auf Pommes!«

»Ja, ich auch! So richtig gesund ist das nicht, oder?«

»Nein, aber saulecker! Du kannst ja was anderes bestellen, Sanne!«

»Bist du irre? Ich hab seit Wochen keine Pommes mehr gegessen! Ich bin total auf Entzug. Nachts träume ich von riesigen frittierten Kartoffelstäben, auf denen ich durch den mayonnaisefarbenen Sternennebel reite!«

»Super, dann hau doch rein …! Eine Portion Pommes hat noch niemandem geschadet.«

Wenige Minuten später: Sanne gebärdet sich wie ein Krümelmonster im Fressrausch.

»Oh, Philipp! Ich glaub, ich brauch noch 'ne Portion!«

»Iss doch erst mal die!«

»Mach ich doch! Mach ich doch!«

»Du isst nicht, du inhalierst dein Essen. Und warum setzt du dich nicht?«

»Hinsetzen? Für Pommes??«

Fletchern

Wissen Sie, was Fletchern ist? Fletchern ist eine ganz besonders gründliche Kaumethode, die zurückgeht auf den englischen Ernährungsreformer Horace Fletcher. Jeder Bissen soll laut Fletcher 40- bis 50-mal mit den Zähnen bearbeitet werden, um die Nahrung vorzuverdauen und so die Gesundheit zu fördern. Eine echte Herausforderung. Versuchen Sie mal, Zuckerwatte 50-mal zu kauen! Der berühmteste Anhänger dieses Beißkultes war übrigens Franz Kafka. Der hat alles bis zu 200-mal gefletchert. Komisch, dass seine Bücher trotzdem so schwer verdaulich sind.

Heute wird nicht mehr gefletchert. Keiner kaut mehr richtig. Weil sich keiner mehr Zeit für sein Essen nimmt. Wenn ich da nur an meine arme Mutter denke. Die kann an Weihnachten Stunde um Stunde in der Küche stehen, schwitzen, schaffen, Geflügel waschen, ausnehmen, stopfen, salzen, braten, Kartoffeln schälen, häckseln, Knödel reiben, rollen, formen, Rotkraut raspeln, reiben, dünsten. Und dann ist die Gans endlich unter Blut, Schweiß und Tränen zu einem kulinarisch-ornithologischen Meisterwerk vervollkommnet – ich möchte sagen, auf die höchste Stufe ihres Gänsedaseins gebracht – und steht als mystische Verklärung eines Vogels auf dem Tisch.

Und was dann? Schallt jetzt ein Hosianna zu Ehren ihres Schöpfers zum Himmel? Wird innegehalten, um die Köchin mit Lobpreisungen zu überschütten? Pustekuchen. Sobald der Topf die Tischplatte berührt, fällt die Familie Weber wie eine Rotte Wildschweine über die Schüsseln her und tilgt das Dargebrachte innerhalb von Sekunden von Gottes Erdboden. Ein Schwarm Piranhas würde diesen Weihnachtsbraten respektvoller behandeln, glauben Sie mir. Und wir reden hier nicht von einem fröhlichen Gelage. Nicht von einem wilden, bacchantischen Rausch. Nein, wir sprechen hier von hastigem Kauen, gierigem Schlingen und malmenden Münden. Und von misstrauischen Blicken. Kain erschlug Abel wegen des Erbes. Und wenn mein Bruder, diese Natter, noch mal nach der letzten Keule schielt, kann ich für nichts mehr garantieren!

Aber hastiges Essen ist gefährlich. Wird die Nahrung nicht genügend zerkleinert und mit Speichel vermengt, führt das zu Verdauungsproblemen und Magengeschwüren. Außerdem haben Wissenschaftler festgestellt, dass man durch schnelles Essen den Sättigungszustand später erreicht. Wer also hastig isst, isst mehr als derjenige, der sich beim Essen Zeit nimmt. Oder anders gesagt: Schnell essen macht dick. Außerdem, was ist das für ein Zeitgewinn, wenn man eine 5-Minuten-Terrine in fünf Sekunden hineinschüttet – und dann wegen Reizmagen eine Stunde auf dem Klo rumhängt? Hastiges Schlucken kann sogar noch schlimmer enden. Immer wieder rutschen allzu eiligen Zeitgenossen viel zu große Bissen in die Luftröhre und führen zum grausigen Erstickungsexitus. Der Volksmund spricht hier auch vom »Bockwurstbudentod«.

Wie isst du?

Die Art und Weise, wie wir essen, sagt viel über unser grundsätzliches Verhältnis zur Ernährung aus. Zum Beispiel über die Motivation, warum wir überhaupt essen. Seien wir ehrlich: Wir greifen doch nicht nur dann zur Gabel, wenn wir hungrig sind. Wir essen aus Frust, zum Spaß, zur Belohnung, aus Geselligkeit …

und nicht selten aus purer Langeweile. Ich kenne Menschen, die wüssten überhaupt nicht, dass sie einen Kopf haben, wenn sie nicht ständig irgendetwas in sich hineinstopfen würden.

Früher hat man morgens, mittags und abends gegessen. Dann hieß es, das Beste sind fünf kleine Mahlzeiten am Tag. Heute gilt offensichtlich die Lehre, dass der Mund praktisch gar nicht still stehen darf. Ich kaue, also bin ich. Zu jeder Tages- und Nachtzeit wird heute genippt, genascht, geknabbert und gemümmelt. Alles wird heute immerfort und überall wild durcheinander gefuttert. Abends fachsimpelt man mit Kennermine beim Stammtisch über Transfettsäuren und »Keine-Kohlenhydrate-nach-sechs«-Theorien. Dabei weiß doch heute kaum noch einer, was er eigentlich den ganzen Tag an Fett, Zucker und Salz vernichtet. Hier mal eine Bratwurst, da mal ein Leberkäsweckle. Da mal Butterhörnchen, hier mal ein Käseeckchen.

Das größte Unding ist übrigens, dass mittlerweile selbst im Laufen gegessen wird. Die Leute rennen durch die Straßen und stecken sich wie Schwertschlucker mit weit zurückgelegtem Nacken Pizzaecken in den Hals. Alles gibt es »to go«. Vom Kaffee über die Asia-Nudeln. Vom Frozen Joghurt bis zur Schupfnudel. Es gibt sogar »Suppe to go«. Suppe! Ein Gericht, das dazu geschaffen wurde, um es auf seinem Hintern hockend zu verzehren. Weil jedes Kind weiß, dass man alles vollsaut, wenn man mit seinem Eintopf durch die Wohnung hopst. Aber so sehen unsere Städte doch auch aus. Ständig kommen einem Zeitgenossen entgegen, die meterlange Spuren von Mayonnaise, Brotkrumen und Salatblättern hinter sich herziehen. Und wenn wir wirklich mal wieder beim Essen sitzen bleiben, dann in der Bahn. Wo auch nicht viel mehr Zeit für die Speise bleibt, weil der Zug zwar pünktlich ist, das Essen aber verspätet serviert wird und wir uns

beim Einfahren in den Bahnhof zwei Kohlrouladen in den Rachen schieben müssen.

Aber so ist es nun mal. Wir leben in mobilen Zeiten, da brauchen wir auch eine mobile Esskultur. In Amerika wird Studien
zufolge schon ein Fünftel der Nahrung im Auto verzehrt. Wobei
das natürlich kaum verwundert. Wer schon mal im Lande der
Freiheit war, weiß, dass es dort alles im »Drive-in« gibt. Nicht nur
Drive-in-Restaurants. Es gibt Drive-in-Kinos, Drive-in-Super-
märkte, Drive-in-Apotheken. (Vielleicht auch Drive-in-Fitness-
studios, wo man mit dem Wagen auf das Laufband gehoben
wird.) Irgendwann wird man das Auto zeit seines Lebens gar
nicht mehr verlassen müssen. Da rollt die Mama mit Presswehen
zur Drive-in-Entbindungsstation, und am Ende seines Lebens
fährt man zum Autofriedhof, wo man mit seiner Karre in der
Schrottpresse landet. Und auch hier in Deutschland gibt es Tank-
stellen, die bereits mehr Geld mit dem Verkauf von Nahrungsmitteln verdienen als mit Benzin. Neulich habe ich zwischen
Motorenöl und Schmuddelheftchen eine Palette Bio-Eier an der
Tankstelle entdeckt. Wie lange die Eier noch bio sind, wenn sie
ein paar Tage in einer Atmosphäre aus Dieseldunst und Ben-
zinschwaden lagen, ist natürlich eine Frage, die nur Onkologen
klären können.

Wir haben gelernt: Überall und ständig locken heute kalo-
rienhaltige Versuchungen. Und das ist nicht gut. Denn evolutio-
när sind wir Menschen nicht auf einen Überfluss von Nahrung
ausgerichtet. Unsere äffischen Vorfahren haben ihre Körper in
der Savanne entwickelt. Sand, karge Sträucher, hier mal eine Beere,
da mal eine klapprige, altersschwache Gazelle … Da herrschte
Mangel. Der Homo sapiens ist dazu gemacht, hungrig und mit
gespannter Aufmerksamkeit durch die Welt zu schleichen. Der

knurrende Magen ist der Warnlaut des überlegenen Jägers. Denn nachweislich sind wir Menschen mit leichtem Hungergefühl aufmerksamer und leistungsfähiger.

Um meiner langen Rede endlich einen Sinn zu geben: Gute Ernährung bedeutet nicht nur zu wissen, was man isst, sondern auch, wie man es isst. Deshalb kommt hier mein persönlicher Essens-Knigge.

→ **Mein Tipp**

Essen Sie, bis Sie keinen Hunger mehr haben, nicht bis Sie kurz vor dem Erbrechen sind. Wenn der Schweiß fließt und der Organismus an der Schweinshaxe arbeitet wie eine Python an einem japanischen Sumoringer, erst dann erhebt der Deutsche sich für gewöhnlich vom Tisch. Und essen Sie kleine Portionen. Aus möglichst kleinen Gefäßen. Am besten, Sie nähern sich jedem Buffet nur mit einer Untertasse in der Hand. Gehen Sie lieber zwanzigmal hintereinander, als dass Sie schon nach dem ersten Mal unter der Last der Kalorien zusammenbrechen. Denn Buffets sind die größten Fressfallen überhaupt. Hier kommt neben dem Hunger die Angst dazu, der Hintermann könnte auch noch etwas von dem Räucherlachs abbekommen. Ich war einmal in Ägypten in einem All-inclusive-Hotel, da hatte ich das Gefühl, die Gäste wollten nicht nur die Hotelkosten, sondern auch Anflug und Tauchausrüstung wieder reinfressen. Und bleiben Sie beim Essen sitzen. Rennen Sie beim Essen nicht sinnlos in der Gegend rum. Wie leicht könnten Sie stolpern und sich ein kross frittiertes Stück Pommes frites durch das Auge ins Hirn ram-

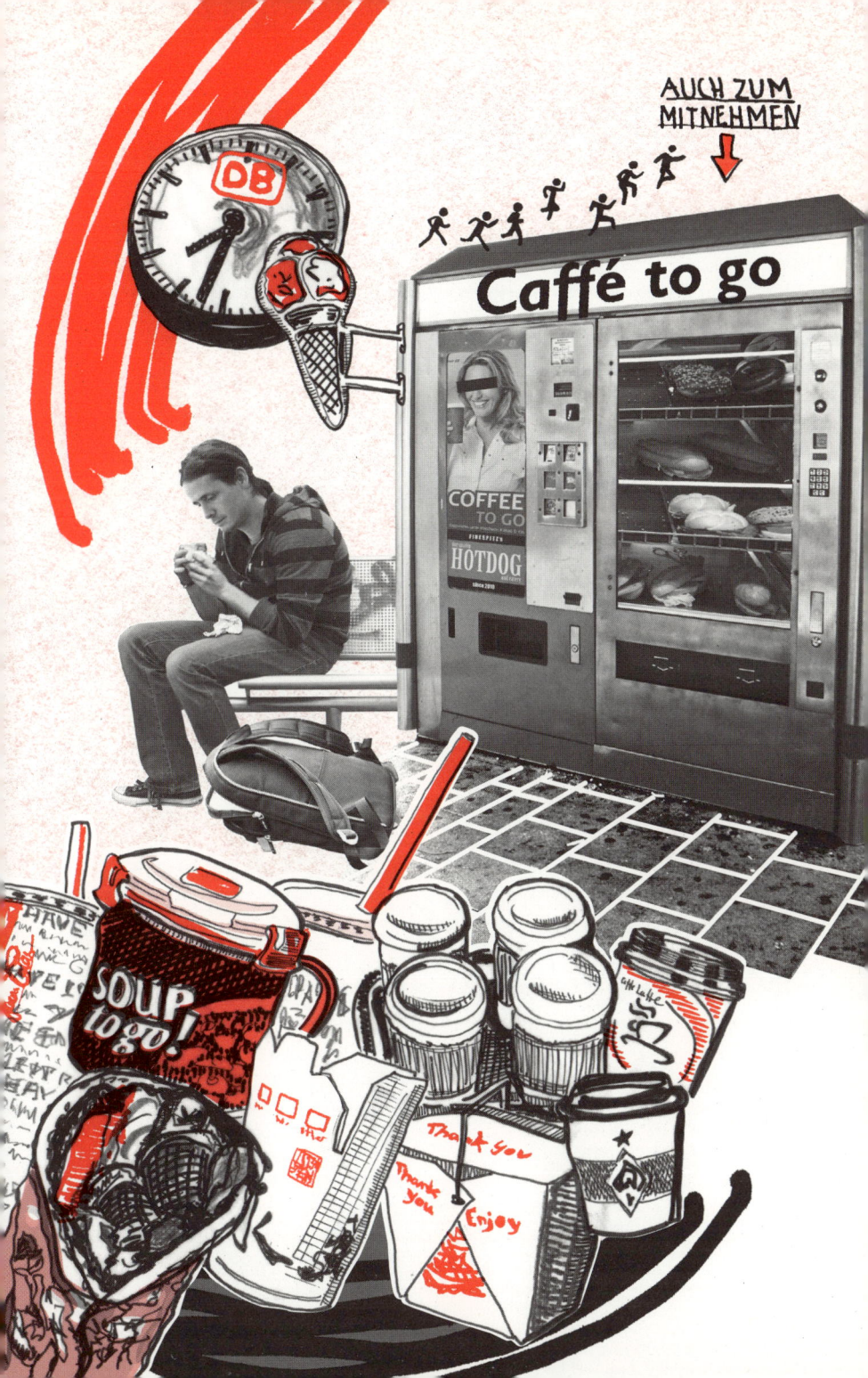

men! Nehmen Sie sich Zeit zum Essen. Wer sich gut und gesund ernähren will, muss lernen, sein Essen zu genießen. Denn erst der Genuss lehrt uns, dass Nahrungsmittel wertvoll sind, das Leben bereichern und Himbeereis am besten aus dem Bauchnabel geschleckt wird.

→ Futter für Fortgeschrittene

Nehmen Sie ein Salatblatt und kauen Sie. Kauen Sie lange und gründlich. Schauen Sie dabei in den Spiegel – und wenn Sie irgendwann langsam aussehen wie eine Kuh, dann erst schlucken Sie.

EINE REISE ZU DEN TISCHSITTEN DER WELT

»Warum rülpset und furzet ihr nicht, hat es euch nicht geschmecket?« Wir wissen nicht, ob dieser Satz von Martin Luther als ironischer Seitenhieb auf die mangelnden Manieren seiner Zeitgenossen ausgesprochen wurde oder als ehrliche Aufforderung, jegliche Befangenheit beiseitezulassen, um nicht nur die Atmosphäre am Tisch, sondern auch die Verdauungsgase zu lockern – möglich wäre beides. Die Gebräuche im Mittelalter waren roh und ungehobelt. Gegessen wurde mit bloßen Händen. Und ohne Regeln. Die Zustände müssen wirklich verheerend gewesen sein. Das erkennt man vor allem an den ersten zögerlichen Versuchen der Benimmschulen, die den wüsten Sitten Einhalt gebieten wollten. Denn was verboten wird, muss vorher geduldet gewesen sein. Erlaubt war eigentlich alles, was den Tischnachbar nicht unmittelbar körperlich bedrohte: sich während des Tafelns die Nägel zu schneiden, sich so gierig auf das Essen zu stürzen, dass man sich dabei in die Finger beißt, zu schmatzen, zu rülpsen, zu furzen, sich ausgiebig nach Läusen zu kratzen, wie ein Schwein zu grunzen, sich in die Hand zu schnäuzen, während man die gemeinsame Schüssel nach saftigen Fleischbrocken durchsucht, in das Tischtuch zu rotzen, obwohl andere sich daran noch die Finger abwischen wollen, und so weiter. Diese und ähnliche Zustände beklagt Tannhäuser in seiner »Tischzucht«

aus dem Jahre 1240. Von Beruf her Minnesänger, hatte er ein berufliches Interesse daran, dass ihm die Kundschaft nicht ständig in die Ode hineinrülpst.

Der Akt der Nahrungsaufnahme wurde in den folgenden Jahrhunderten dem Prozess der Zivilisierung unterworfen. Das Essen wurde zum Ritual der Selbstdisziplinierung des Menschen: Hier unterwirft er sich gesellschaftlichen Normen, wenn auch nur sehr widerwillig. Das sieht man allein an der immensen Erziehungsarbeit, die man investieren muss, bis man sich nicht mehr für seine Brut in der Öffentlichkeit zu schämen braucht. Noch heute klingt mir meine Mutter im Ohr: Sitz gerade, sitz ruhig, sitz gescheit, hör auf zu pampen, zu stochern, zu knatschen, zu wippen, zu schaukeln, zu zappeln, schmatz nicht, schlürf nicht, schling nicht, nicht so hastig, so schnell, so gierig, nicht aus der Flasche, nimm ein Glas, Gabel links, Messer rechts, Löffel zum Mund, nicht Mund zum Löffel, Ellenbogen vom Tisch … Und natürlich der Klassiker: Du bleibst jetzt so lange sitzen, bis der Teller leer ist. Und das habe ich getan! Stunde um Stunde! Aber Sie glauben gar nicht, wie langsam Spinat verdunstet.

Noch heute bin ich kein Freiherr von Knigge. Ich liebe eine gewisse Ungezwungenheit bei Tisch: Kleine Kleckse Soße auf der Tischdecke und dezente Geräusche des Wohlbehagens sind für mich Zeichen von Opulenz und Lebensfreude. Doch alles muss im Rahmen bleiben, die Einhaltung von gemeinsamen Tischregeln garantiert schließlich den Genuss aller Anwesenden beim Essen. Aber natürlich nur, wenn man vom selben Teil des Globus kommt: Gesellschaftliche Normen entstehen vor einem bestimmten kulturellen Hintergrund. So ist die Regel, den Ellenbogen beim Essen nicht auf dem Tisch abzustützen, für einen

Nomaden wie den Tuareg völlig unverständlich – er hat gar keinen Tisch. Dieser Wüstenbewohner isst auf dem Boden. Was nicht heißt, dass es dafür keine Regeln gibt. So ist es furchtbar unhöflich, seinem Bodennachbarn beim Dinieren die Fußsohlen entgegenzustrecken. Bei uns wäre das kein Problem, sieht ja keiner! Außer Sie haben Ihre Füße auf dem Tisch, aber dann ist eh schon alles zu spät.

Es ist wirklich interessant und erheiternd, wie durch andere Sitten und Gebräuche unsere deutschen Vorstellungen von Normalität infrage gestellt werden. Bei uns wäre es zum Beispiel vollkommen unmöglich, dass sich ein Gast beim Essen eine Zigarette anzündet. In China ist das Rauchen am Tisch durchaus erlaubt und gilt als appetitanregend. Zur Verteidigung der Chinesen sei gesagt, dass die asiatische Kultur höchsten Wert auf Gastfreundschaft legt. Es wäre undenkbar, dass ein kultivierter Chinese sich beim Hummeressen eine Kippe ansteckt, um nicht sofort seinem Tischnachbarn auch eine Zigarette anzubieten. Wenn dieser Gast aus dem arabischen Kulturkreis kommt, hat er ein Problem. Denn die arabische Vorstellung von Gastfreundschaft wird empfindlich verletzt, wenn vom Gastgeber angebotene Gaben abgewiesen werden. Der Gast aus Ägypten hätte in China also die Wahl zwischen gesellschaftlicher Ächtung und medizinischem Laster. Strenge Nichtraucher aus dem Nahen Osten sollten China als Reiseland daher besser meiden.

Doch die chinesische Ansicht über Essen zu Tisch ist nun mal: Gut gehen lassen! Auch Schmatzen und Rülpsen sind erlaubt. Dagegen sind ihre japanischen Nachbarn schon etwas strenger: Es darf zwar geschlürft werden, aber nur die Suppe. Denn die

Japaner sind der Ansicht, dass sich die Aromen durch geräuschvolles Aufsaugen der Suppe am besten entfalten können. Da müssen Sie als Europäer leider durch, wobei es als sehr unhöflich gilt, sich beim Essen Ohrenstöpsel in die Lauscher zu stopfen. Denn gerade in Japan kann der ausländische Gast die Etikette durch Leichtfertigkeit schnell verletzen. So gilt es als unverzeihliche Entgleisung, seine Stäbchen in den Reis zu stecken. Dem liegt ein buddhistisches Bestattungsritual zugrunde: Auf diese Weise wird dem Toten sein Essen gereicht. Stäbchen im Reis verderben einem Japaner den Appetit noch mehr als eine offene Morddrohung.

Auch in Indien herrscht übrigens zum Thema »Essenstransfer« über den Tisch eine sehr strenge Regel: Das Essen darf nur mit der rechten Hand weitergereicht werden, die Linke gilt als unrein und darf das Essen nicht berühren. Der einfache Grund hierfür lautet: Mit der Linken putzt man sich in Indien den Hintern ab. Was das Ganze so pikant macht? Nun, der Gebrauch von Toilettenpapier ist in Indien nicht unbedingt üblich. Wer das Essen mit der Linken überreicht, kann die Suppe auch in einer Kloschüssel servieren.

Generell ist das Thema »menschliche Bedürfnisse« bei Tisch natürlich heikel. Denn auch wenn das Schlürfen in Japan erlaubt sein mag, gilt Schnäuzen beim Essen als unverzeihlicher Fauxpas! Das liegt vielleicht auch am Essen: Quallensalat ist natürlich eine Delikatesse, eröffnet aber rein optisch ein heikles Assoziationsfeld. Dazu braucht man nicht auch noch die entsprechenden Geräusche. Für das Schnäuzen in Japan ist somit das Aufsuchen des stillen Örtchens empfehlenswert.

Jedoch kann in bestimmten Kulturkreisen auch beim Gang auf die Toilette das Gefühl der Sittsamkeit verletzt werden: Wer in den USA während des Speisens den Lokus aufsuchen möchte, sollte dies unter keinen Umständen erwähnen. Amerika steht auf dem Standpunkt: Wir alle wissen, dass diese Dinge getan werden müssen, das ist schlimm genug, man braucht nicht auch noch darüber zu reden. Ich bin der Ansicht, unsere transatlantischen Freunde haben da nicht ganz unrecht. Das ist einfache Psychologie. Wenn man sagt: »Denken Sie nicht an einen Elefanten«, denkt man an einen Elefanten. Und wenn jemand sagt: »Ich geh auf Toilette«, hat man den Menschen schon mit heruntergelassener Hose vor seinem inneren Auge. In Amerika verlassen Sie einfach mit dem Verweis der baldigen Rückkehr den Tisch und suchen ohne weitere Erklärung das Klo auf, um zu … Na, Sie wissen schon.

Es ist in den USA auch nicht üblich, sich vor dem Essen einen guten Appetit zu wünschen. Schließlich ist der Grund, warum man zusammenkommt, nicht der Hunger, sondern die liebe Gesellschaft der Anwesenden. So höflich das auch klingen mag, viele Amerikaner bleiben ihrem Gast gegenüber auch heute noch vorsichtig. Einige zerschneiden ihre Steaks vollständig und führen die Häppchen einhändig Stück für Stück zum Mund. Die freie Hand ruht dabei locker im Schoß – eine Tradition aus Zeiten des Wilden Westens. Schließlich konnte man damals jederzeit in eine Schießerei geraten. Falls Sie also in Texas einem einhändigen Esser gegenübersitzen, ist Vorsicht geboten: Vermeiden Sie ruckartige Bewegungen!

Wir sehen, die Unkenntnis über die Tischsitten fremder Völker kann auch beim Essen unangenehme Konsequenzen nach sich ziehen. Deshalb ist dieses kleine Kapitel als Aufforderung gedacht, sich mit den Gebräuchen fremder Völker zu beschäftigen – und zwar bevor man den Last-Minute-Urlaub antritt. Nebenbei lehren die Sitten und Gebräuche anderer uns auch viel über die Widersprüchlichkeit des menschlichen Wesens.

Die strengsten Tischsitten in Europa sind sicherlich in Frankreich zu finden: Selbst das kleinste Schmatzen wird nicht toleriert. Die heiße Suppe kühler zu pusten gilt als unfein. Obst und Geflügel werden ausschließlich mit Besteck verzehrt. Auch der Salat sollte auf keinen Fall geschnitten, sondern gefaltet werden. Warum nicht gleich die Salatblätter von Origamikünstlern zu Schwänen knicken lassen? Gleichzeitig existieren in der französischen Küche höchst geschmacklose Grausamkeiten: So ist Frankreich eines der wenigen Länder in Europa, in dem die sogenannte Stopfleber produziert wird. Dabei wird die Leber von Enten und Gänsen durch Zwangsernährung krankhaft vergrößert, indem ein Stopfrohr durch den Schlund in die Speiseröhre eingeführt und mit Druckluft ein Futterbrei in den Magen gepresst wird. Damit diese Mastform überhaupt handhabbar ist, werden die Tiere ihr kurzes Leben lang in winzige Drahtgestelle gezwängt. In den meisten Ländern ist dieses Vorgehen natürlich aus Gründen des Tierschutzes verboten. In Frankreich ist die »Foie gras« zum nationalen Kulturerbe erhoben worden.

Doch Sie können beim Verzehr von Stopfleber oder ähnlichen Sauereien noch so weit den kleinen Finger abspreizen, es wird kein zivilisierter Akt daraus. Denn Manieren ohne Moral sind nur Kostümierung. Und hinter der feinen Maske der Kultur verbirgt sich immer noch die schmatzende Fratze des rohen Barbaren.

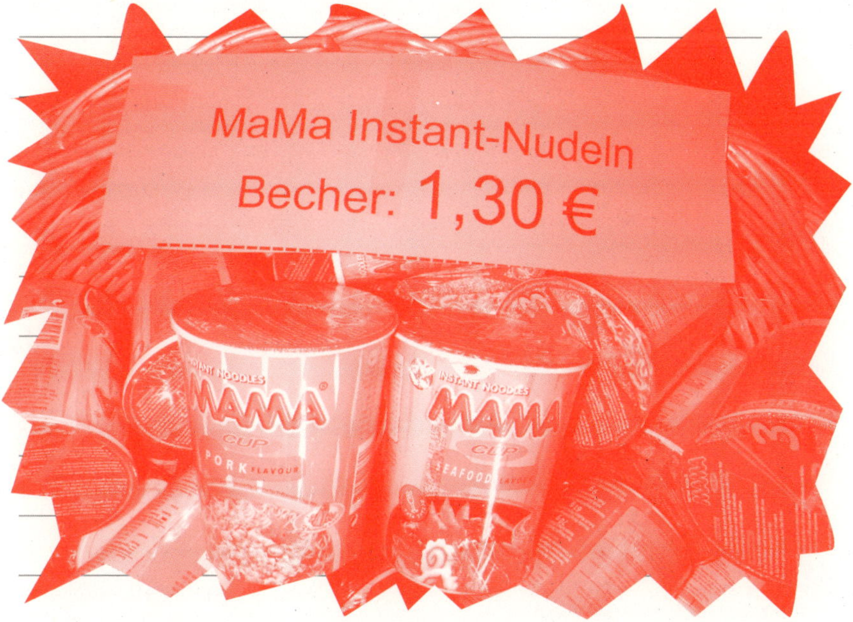

MaMa Instant-Nudeln
Becher: 1,30 €
MAMA
CUP
PORK
MAMA
CUP
SEAFOOD

FERTIG, MACHT SIE FERTIG!

oder: „Das Chinarestaurant-Syndrom“

KAPITEL-NR.

3

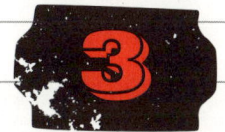

Der Supermarkt. Wir lassen uns gemütlich durch die endlosen Regalreihen treiben. Spiegelnder Linoleumboden. Tonbandmusik. Vor einem Regal mit Fertiggerichten bleiben wir stehen.

»Sanne, kennst du Tütensuppen-Raten? Ich lese dir die Zutaten vor, und du musst erraten, was für ein Gericht das ist!«

»O. k.!«

»Weizenmehl, modifizierte Stärke, Jodsalz, Maltodextrin, Hefeextrakt, Säuerungsmittel Natriumdiacetat, pflanzliches Öl, Gewürze, Monosodiumglutamat … Und, schon eine Idee?«

»Schlemmerpfanne Bitterfeld?«

»Fast, Sanne. Pommer'sche Gemüsesuppe!«

»Kein Wunder, dass sich Mecklenburg entvölkert. Jetzt bin ich dran! Weizenmehl, modifizierte Stärke, Jodsalz, Tomatenpulver, Maltodextrin, Hefeextrakt …«

»Das hab doch ich gerade vorgelesen!«

»Du hast nicht aufgepasst. Hier ist noch Tomatenpulver drin!«

»Dann ist die Sache klar. Mafiatopf alla Corleone.«

»Fast. Nudelauflauf alla mamma!«

»Alla mamma? Mütter, die das kochen, sollten ihre Kinder vielleicht besser im Wald aussetzen!«

»Pass auf, das ist der Knaller. Sage und schreibe 63 Zutaten. Färbende Gewürzextraktzubereitung, Riboflavin, Glucosesirup, Säureregulator, Stabilisator Diphosphate, Verdickungsmittel Guarkernmehl, Ammonsulfit …«

»Das ist ja grausam …!«

» … Monosodiumglutamat, modifizierte Maiswachsstärke, Emul-
gator Lecithin …«

»Aufhören!«

»Und schließlich Mono- und Diacetylweinsäureester von Mono-
und Diglyceriden von Speisefettsäuren. Jetzt rate mal, was das
ist?«

»Sag schon!«

»Nürnberger Rostbratwürste mit Kartoffelbrei und Sauerkraut
Hausfrauenart.«

Der Aromaschock

Ganz am Ende solcher Inhaltslisten des Grauens stehen meist
noch die Aromen. »Natürliches Aroma«, liest man und freut
sich: endlich was Natürliches. Aber dann kommt man ins Grü-
beln – haben nicht auch Sportsocken ein ganz natürlich ent-
standenes Aroma? Der Clou ist, dass zum Beispiel natürliche
Erdbeeraromen gar nicht aus Erdbeeren gewonnen werden.
Wäre ja auch doof, dann könnte man ja gleich Erdbeeren in den
Joghurt rühren! Nein, Erdbeeraromen werden aus Sägemehl
hergestellt. Das steht natürlich nicht auf der Verpackung. Oder
haben Sie schon mal einen Joghurt mit der Geschmacksrichtung »Nutzholz-Maracuja« in der Hand gehabt? Wobei Bäume
wenigstens noch edle Geschöpfe des Waldes sind. Eine Tan-
nenrinden-Akazienborken-Speisequarkmischung würde in
einem Kreuzberger Naturkostladen sicherlich reißenden Absatz
finden.

Schwieriger wäre das allerdings bei Kokos- oder Ananas-aromen. Die werden nämlich aus Schimmelpilzen hergestellt. Und auch das darf als natürliches Aroma deklariert werden, schließlich sind Schimmelpilze ja überaus natürliche Dinge (wobei mir da die Sportsocke als Geschmacksquelle fast lieber wäre). Anstelle der kleinen, lustigen Ananas müssten auf dem Joghurt-becher eigentlich grüne, pelzige, in der Milch treibende Insel-chen abgebildet sein. Dann wüsste man als Kunde, woran man ist. Selbst die Fruchtstücke halten nicht, was sie versprechen. In vielen Fällen handelt es sich um gefärbte Gelatinestücke. Der Lebensmittelchemiker spricht hier von »Schauobst«. Inhaltlich bringt es nichts – sieht einfach nur gut aus!

Hinter dem einfachen Wort »Aroma« versteckt die Lebens-mittelindustrie über 2 500 verschiedene chemische Substanzen, die nicht genauer deklariert werden müssen. Viele Wissenschaft-ler sehen den massiven Einsatz von Geschmacksstoffen mittler-weile sehr kritisch. Zum einen, weil sie unseren Appetit künstlich anregen. Zum anderen, weil wir unseren natürlichen Geschmacks-sinn dadurch verlieren. Neun von zehn Kindern sollen schon künstliche Erdbeeraromen den natürlichen vorziehen. Die meis-ten Kinder erkennen natürliche Nahrungsmittel überhaupt nicht mehr am Geschmack. Unsere Sinne stumpfen ab. Auch die Menge an konsumierten Aromen nimmt von Jahr zu Jahr zu. Das ist wie bei einem Junkie: Immer höhere Dosen Schimmel sind nötig, damit Ananas nach Ananas schmeckt.

Andererseits: Ohne Aromen wären viele moderne Nahrungs-mittel auch gar nicht genießbar. Seit dem Dioxinskandal im Frühjahr 2011 wissen wir, dass Schweine und Hühner auch gerne mal Abfallfette aus der Biodieselproduktion im Futtertrog vor-finden. Haben Sie sich nie gefragt, wie die armen Säue das Zeug runterkriegen? Ganz einfach: Das Kraftstofffutter schmeckt nach Vanille oder Erdbeere. Da stehen Schweine nämlich total drauf. Futterzusatzaromen sind ein Milliardengeschäft in Europa. Für Hühner haben Lebensmittelchemiker sogar ein Aroma mit der Geschmacksrichtung »Regenwurm« hergestellt. Aber woher wissen diese Laborratten eigentlich, wie Regenwürmer schmecken? Und die arme Sau, die die Blindverkostung übernehmen musste! Aber geht's uns denn besser als dem lieben Vieh? Welche Sauereien werden bei uns durch leckere Arömchen übertüncht? Wissen Sie, wie Analogkäse hergestellt wird? Oder deutscher Kaviar? Oder Formvorderfleisch? Glauben Sie mir, Sie wollen es nicht wissen!

Selbst ich als studierter Chemiker blicke bei der Vielfalt von Substanzen, die täglich unseren Körper überschwemmen, nicht mehr durch. Was moderne Großbäckereien in ein ganz normales Weizenbrötchen verbacken, liest sich wie die Einkaufsliste eines Bombenbauers: Weinsäure-Di-Acetylester, Glycerin, Calciumcitrat, Natriumcarbonat, Dinatriumdihydrogenphosphat, Ascorbin- und Zitronensäure, Natriumstearoyl-2-lactylat, Wasser, Mehl, Hefe … Da fragt sich der kritische Verbraucher: Was haben eigentlich heute noch Wasser, Mehl und Hefe in einem Brötchen verloren?

Der Steinzeitmensch im Supermarkt

Auch wenn ich nicht so leicht in Panik gerate und eine Stimme der Mäßigung im Meer der allgemeinen Ernährungshysterie sein möchte, bezweifle ich, dass unser Körper mit diesem Waffenarsenal der Lebensmittelkampfstoffe souverän umgehen kann. Wir dürfen nicht vergessen: Der Mensch ist ernährungsphysiologisch immer noch auf das Nahrungsangebot der letzten Steinzeit eingestellt, als wir noch Sammler und Jäger waren. Gewissermaßen irren wir mit knurrendem Magen auf der Suche nach Beeren, Wurzeln, Wild und Aas durch den Supermarkt. Ja, Aas. Unsere frühen Vorfahren haben vermutlich auch Aas nicht verschmäht. Eine Tatsache, die den Zustand meines Kühlschranks natürlich erklären würde. Biologische Systeme entwickeln sich sehr, sehr langsam. Wir können uns nicht von einer auf die andere Generation Geschmacksknospen wachsen lassen, mit denen wir erkennen, dass uns der Lebensmittelchemiker mit einer Überdosis Imitat-Ananas auf Schimmelbasis verarscht. Allein die Fähigkeit, Milch trinken und verdauen zu können, hat unseren Vorfahren jahrhundertelang Durchfall und Blähungen beschert. Denn das Milchzucker abbauende Enzym Laktase war beim erwachsenen Homo sapiens gar nicht vorgesehen. Die Laktase war vielmehr ein Privileg der Neugeborenen, damit sie sich nicht mit dem Vater um die Brüste der Mutter prügeln mussten. Erwachsene Asiaten vertragen bis heute keine Kuhmilch, weil ihnen dieses Enzym fehlt. Doch westlich des Urals muss die Milchtrinkerei ab irgendeinem Zeitpunkt der Frühgeschichte so vorteilhaft gewesen sein, dass sie die anfänglichen Verdauungsprobleme aufwog. Vielleicht, weil man zwar von einem Säbelzahntiger, selten jedoch von einer Kuh aufgefressen wurde. Oder weil in der aufziehenden Eiszeit ein warmer Wind im Wams gar nicht so unangenehm war. Wer weiß?

Wir sehen: Auf einen Wechsel der Umweltbedingungen reagieren Mensch und Tier äußerst empfindlich. Und gerade die Veränderung beim Nahrungsangebot ist heute im Vergleich zur

Steinzeit dramatisch. Von der Brombeerhecke, unter der wilde Möhren sprießen und ein Reh verwest, bis zum Supermarkt mit seinen Feinkosttheken und Tiefkühltruhen – das kommt ernährungsphysiologisch einem Meteoriteneinschlag gleich. Ständig wird unser armer, alter Steinzeitdarm mit Errungenschaften der modernen Lebensmittelchemie traktiert, die selbst einer Kläranlage Verdauungsprobleme bereiten würden.

Unser Essen – ein Chemiebaukasten

Neben den 2500 Aromastoffen, die nicht angegeben werden müssen, sind über 300 Substanzen in der EU als Lebensmittelzusatzstoffe zugelassen. Da gibt es Emulgatoren, Säureregulatoren und Stabilisatoren. Farbstoffe, Konservierungsstoffe und Füllstoffe. Säuerungsmittel, Antioxidationsmittel und Backtriebmittel. Treibgase, Packgase und Edelgase. Manche Substanzklassen klingen wie Begriffe aus der Sexualkunde: Feuchthaltemittel und Schaumverhüter würde man eher im Bett als im Essen vermuten.

Die Frage ist natürlich: Ist die ganze Chemie im Essen schlimm? Die Antwort hängt stark davon ab, wen man fragt und von wem dieser bezahlt wird. Dass Lebensmittelzusatzstoffe Allergien auslösen können, gilt jedoch als erwiesen. Das prominenteste Beispiel hierfür ist das Chinarestaurant-Syndrom. Wenn Sie nach einem Besuch beim Asiaten unter Kopfweh, Übelkeit oder Tod leiden, liegt das meist nicht am Hundehaar auf Ihrer »Platte der sieben Kostbarkeiten«, sondern am Glutamat, das in der asiatischen Küche gerne großzügig eingesetzt wird. Doch

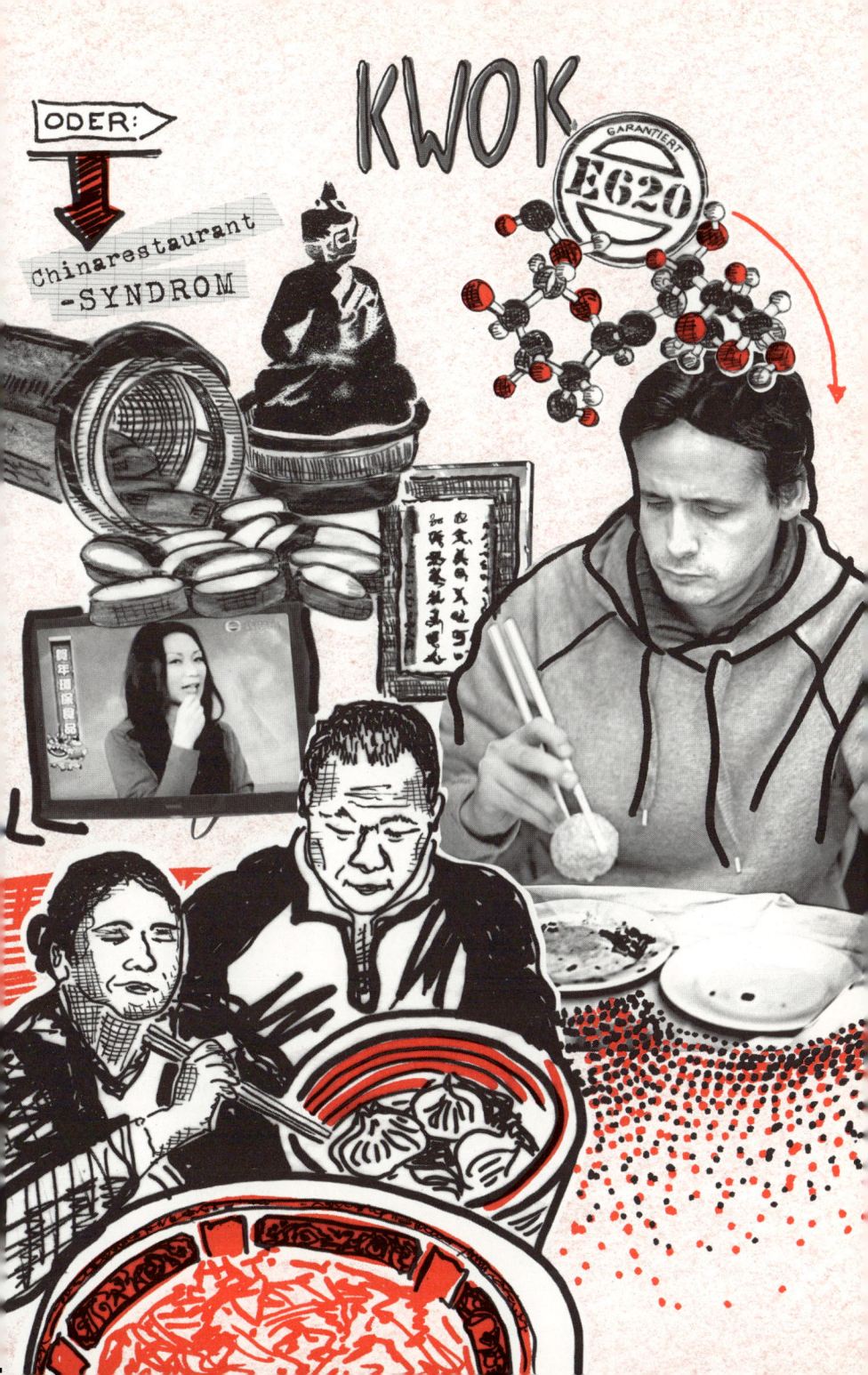

auch in kaum einem Fertiggericht fehlen Geschmacksverstärker. Denn sie steigern den Appetit auf Produkte, die wir ohne Geschmacksverstärker gar nicht herunterbekommen würden. Übrigens stehen diese Stoffe nicht nur im Verdacht, unser Immunsystem zu reizen, sie haben möglicherweise auch unberechenbare Auswirkungen auf unser Gehirn. Glutamat ist nämlich ein sehr wichtiger Nervenbotenstoff. Findige Pharmazeuten bieten Glutamat daher in Form von Gedächtnispillen an. Das nennt man dann Brain Food, auch wenn die ganze Sache eher hirnrissig klingt. Aber vielleicht wirkt es ja. Wenn Ihr Kind trotz eines Heers von Nachhilfelehrern schulisch nicht zu Potte kommt, gehen Sie mit ihm doch einfach öfter zum Chinesen. Lieber Allergiker als Analphabet.

Unter uns: Ich weiß nicht, ob die ganze Panscherei mit dem Essen wirklich so gefährlich ist oder ob da auch wieder sehr viel Panikmache im Spiel ist. Wie viel Chemie Sie vertragen, hängt letztlich von Ihrer persönlichen Konstitution ab. Bleiben Sie also locker. Eine Tiefkühlpizza bringt Sie nicht um. Ihre Vorfahren haben verschimmelte Antilopen vom Steppenboden gekratzt, da wird Sie eine Dose Ravioli auch nicht um die Ecke bringen. Aber unzweifelhaft gilt: Gute Ernährung sieht anders aus.

Back to the roots?

Sehen Sie mal: Ein Eskimo mümmelt quietschvergnügt sein Leben lang nur Fisch und Robbenfett, ohne ein Salatblatt auch nur gesehen zu haben. Der Hindu dagegen nuckelt bis in sein hohes Alter ausschließlich an Lotuswurzeln und Bambussprossen herum. Südamerikanische Indianer scheißen wiederum auf jede Low-Carb-Methode und hauen sich nur Kohlenhydrate in Form von Bohnen und Mais in den Kopf, bis sie als satte und zufriedene Greise irgendwann in die Kiste fallen. Das heißt, trotz einer eher einseitigen Ernährungsweise geht es ihnen prima. Zumindest haben sie anscheinend weniger Zivilisationskrankheiten wie Diabetes oder verkalkte Arterien. Und warum? Meine verwegene These: Weil sie wissen, was sie essen! Keinen Instant-Walspeck zum Überbrühen. Keine Mikrowellen-Maisfladen. Und kein ayurvedischen Yakmilchshake aus der Tiefkühltruhe. Sie essen unbehandelte und natürliche Nahrung. Sie wissen genau, wo ihr Essen herkommt und wie es zubereitet wird. Das Ergebnis scheint manchmal etwas eklig, aber eine Allergie auf Ameisenmadenbrei ist im asiatischen Raum nahezu unbekannt.

Wir von der Natur entfremdeten Bewohner mit unseren Bequemlichkeitsprodukten und Fertigbackmischungen wissen doch gar nicht mehr, was wir essen. Deshalb ist auch jeder Versuch, sich bewusst zu ernähren, zum Scheitern verurteilt. Und mir geht es dabei nicht nur um die Gesundheit. Essen hat auch etwas mit Geschmack und Lebensqualität zu tun. Und meine persönliche Lebensqualität ist nun mal nachdrücklich beeinträchtigt, wenn ich weiß, dass Lebensmittelfälscher mir mit aromatisiertem, überzuckertem Dreck das Geld aus der Tasche ziehen. Bewusste Ernährung bedeutet deshalb zuallererst, dass Sie wissen müssen, was Sie essen.

→ **Mein Tipp**

Wenn Sie sich die Ingredienzien Ihrer Nahrungsmittel anschauen und nur Chinesisch verstehen – und da meine ich jetzt nicht das Glutamat –, dann lassen Sie besser die Finger davon. Essen Sie nichts, was Sie nicht aussprechen können. Und kaufen Sie nichts, wo Zutaten enthalten sind, die nicht auch einzeln in Ihrem Küchenschrank stehen könnten. Klar, wenn Sie täglich Xanthan ins Müsli streuen oder Ihre Maiskörner vor Verzehr modifizieren, aromatisieren oder rektifizieren – dann guten Appetit.

Doch lassen Sie sich bloß nicht einreden, Sie bräuchten Hilfe von Herrn Knorr, um einen Grießbrei zusammenzurühren oder einen Pfannkuchen zu backen. Es bedarf weder der Kompetenz des Maggi-Kochstudios, um einen Wurstsalat zusammenzuschnippeln, noch müssen Sie Ungarisch können, um ein Gulasch zu würzen. Und wenn Sie abends keine Lust aufs Kochen haben, kaufen Sie sich ein gutes Brot und belegen es mit ein paar Radieschenscheiben, anstatt eine Fertig-Currywurst in die Mikrowelle zu schieben und Ihre Schleimhäute zu vergewaltigen.

→ **Futter für Fortgeschrittene**

Es gibt durchaus ernst zu nehmende Wissenschaftler, die Folgendes fordern: Wenn unser Darm auf das Nahrungsangebot der Steinzeit eingestellt ist, dann müssen wir uns auch wieder so ernähren. Wobei man natürlich einwenden kann: Gute Idee, aber selbst im bestsortierten Supermarkt ist an Mammutsteak schlecht ranzukommen. Aber vielleicht funktioniert es ja, wenn

Sie sich vorstellen, Sie seien ein Neandertaler. Und dann fragen Sie sich: Was hätte dieser Höhlenbewohner unter diesem ganzen Mist eigentlich als Lebensmittel erkannt? Wenn Sie sich nicht sicher sind, dann legen Sie das Produkt wild grunzend ins Regal zurück. Um besser in die Rolle hineinzufinden, könnten Sie sich vielleicht ein Bärenfell umhängen und eine große Holzkeule in der Hand tragen. Dann ist eines schon mal sicher. An der Kasse wird sich keiner mehr vordrängeln!

SELBST IST DER KOCH!

Immer wieder kommen nach meinen Auftritten verzweifelte Menschen zu mir und sagen: »Herr Weber, Sie predigen mit missionarischem Eifer, man solle sich sein Essen selbst zubereiten. Aber ich kann nicht kochen. Meine Weihnachtsplätzchen gleichen Splitterbombenmaterial. Die Kinder würden gerne ihren Napf mit dem Dackel tauschen. Und mein Mann hat sogar wieder angefangen, vor dem Essen zu beten! Ich kann echt nicht kochen!«

Das ist natürlich alles Unfug. Oder eine hasenfüßige Ausrede. Jeder kann kochen. Kochen kommt nämlich nicht von Können, sondern von Kreativität. Das Wichtigste ist: Man muss seinen persönlichen Stil finden. Ich koche zum Beispiel nie nach Rezept; das wäre unter meiner Würde. Wenn ich das schon höre: Kochvorschriften. V-o-r-s-c-h-r-i-f-t-e-n. Das klingt schon so, als hätte Johann Lafer sein Blockwartkäppchen aufgesetzt. Hätte es jemals Stopfgans oder Datteln im Speckmantel oder Igel in Lehmkruste gegeben, wenn sich alle an die Vorschriften gehalten hätten?

Das heißt nicht, dass ich keine Kochbücher habe. Ich habe Kochbücher. Meterweise sogar. Ich besitze alles von Jamie Oliver. Wahnsinn, der Mann. Koch und Engländer! Ein »englischer Koch«, das war bei uns in der WG der Dosenöffner. Dann habe ich noch ein Piratenkochbuch. Ein Indianerkochbuch. Ein

Erotikkochbuch (mittlerweile kann ich Spargel dünsten, braten, blanchieren, frittieren und mit Viagrapulver garnieren). Sogar ein Jesus-Kochbuch besitze ich. Ja, ein Jesus-Kochbuch. Da heißt es zum Beispiel: »Man nehme einen Liter Wasser und verwandle ihn in einen leichten Moselwein. Anschließend filetiere man einen Heilbutt und verteile ihn gleichmäßig auf 10 000 Teller.«

Kochbücher dienen mir lediglich als Inspiration. Ich schaue mir nur die schönen Bilder an, werfe einen groben Blick auf die Zutaten und Mengenangaben – und dann lege ich los. Nein, Kochen ist keine Frage der INFORMATION, sondern der INTUITION. Man muss sich in ein Schnitzel, will man es richtig in die Pfanne hauen, hineinversetzen können. Denn den Rest erledigt mein Genie. Was lese ich zum Beispiel bei Tim Mälzer? Tiroler Specksalat. Super, das mach ich! Doch was schreibt dieser Wurm? »Man nehme 50 Gramm geräucherten Bauch.« 50 Gramm? Bin ich ein Knauser, ein Geizhals Molière'schen Zuschnitts? Meine Gäste bekommen mindestens 500 Gramm Speck – und zwar pro Person! Der Speck muss sich über dem Salat türmen wie Felsbrocken über ägyptischen Königsgräbern.

Und wie geht es weiter: »*Speck ausbraten und das ausgelassene Fett wegschütten.*« Ist der Mann irre? Wegschütten? Ausgelassenes Fett? Das ist doch das Beste! Nein, das Fett muss triefend und tropfend, zischend heiß direkt über das saftige Grün gegossen werden. Und fertig ist, traraaa … frittierter Feldsalat! Hm.

Aber wir lernen daraus: Kochen ist auch die Kunst, niemals einen Fehler zuzugeben. Immer die Flucht nach vorn antreten! Kennen Sie zum Beispiel »Sauce Matterhorn«? Das ist wie Sauce hollandaise, nur geronnen. Sie würden Fleisch niemals verbrennen, sondern es im Holzkohlemantel garen. Gemüse ist nicht zerkocht, sondern »en marmelade«. Und wenn Ihr Kalbsschwanz-Soufflé in seine atomaren Teile zerfallen ist, verkaufen Sie es als den neuesten Trend aus der Molekularküche.

Also dann, frisch ans Werk. Jeder kann kochen. Ich sage immer: Wenn es meinen Gästen nicht schmeckt, mangelt es diesen Banausen einfach an kulinarischer Fantasie.

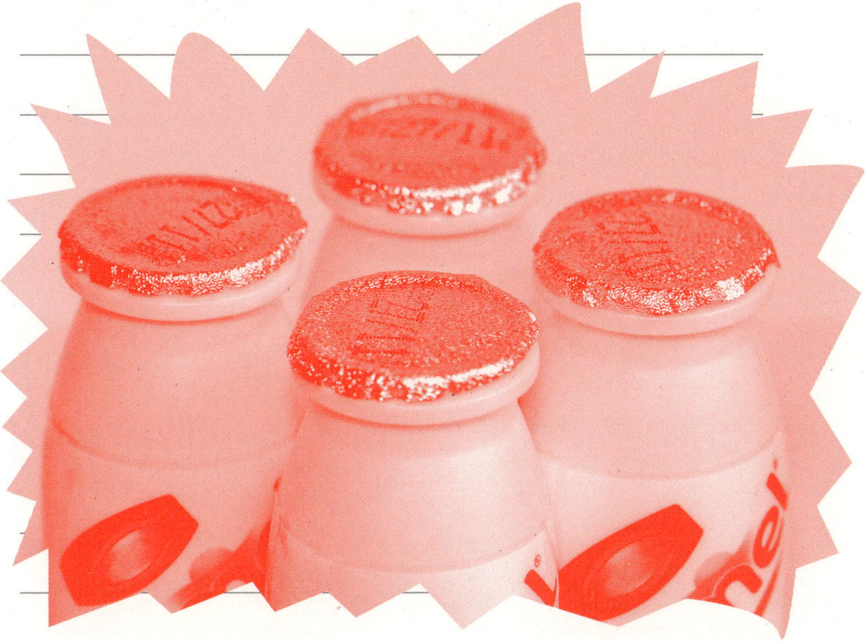

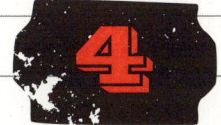

VORSICHT: GESUND!

oder:

„Der Supermarkt meines Vertrauens"

KAPITEL-NR.

4

Vor uns eröffnet sich eine Wand von Milchprodukten, länger als die Chinesische Mauer: Vollmilch, H-Milch. Buttermilch. Magermilch. Homogenisierte, pasteurisierte, sterilisierte, teilentrahmte, fettarme Milch, Quark, Kefir, Molke. Und natürlich Joghurt. Ein Universum von Joghurt. Nach der dreißigsten Joghurtsorte hören wir auf zu zählen.

»Ui, Sanne, was sind denn das für kleine Fläschchen?«

»Probiotischer Joghurt!«

»Was? Joghurt in Ampullenform? Isst man das Zeug, oder spritzt man sich das direkt ins Bauchfett?«

»Hm … mit sechs Milliarden probiotischen Bakterienkulturen. Belebt die Darmflora …«

»Wo wollen die Leute hin mit ihrer Darmflora? Etwa zur Bundesgartenschau?«

»Scheint aber gesund zu sein!«

»Sanne, hör endlich mal auf mit deinem ›gesund, gesund, gesund‹! Die primäre Aufgabe von Nahrung ist nicht, gesund zu machen!«

»Sondern?«

»Satt! Aspirin macht gesund. Aber das schmeckt zu Knödeln mit Soße einfach grauenhaft.«

Der pharmazeutische Supermarkt

Supermärkte gleichen heute immer mehr riesigen Apotheken: Hier steht ein konzentrationsfördernder Molketrunk mit Lecithin. Dort liegen Tüten mit Knochen aufbauendem Weingummi. Weiter vorn stapeln sich Brote, die angeblich den Cholesterinspiegel senken. Daneben gibt es Backwaren mit futuristischen Namen wie Omega-3-Brot, Calcium-D3-Brot, Cult-1-Brötchen, R2-D2-Brezel ... Auf jedem zweiten Produkt ist irgendein medizinisch klingender Stoff oder sogar schon ein therapeutischer Anwendungsvorschlag aufs Etikett gedruckt.

Irgendwann werden die Regale wahrscheinlich nicht mehr nach Lebensmitteln, sondern nach Krankheiten sortiert. Da geht man zu einer Angestellten und fragt: »Entschuldigung, wo ist denn hier die Abteilung für Darmbeschwerden?« »Den Gang entlang an den Sehstörungen vorbei und bei den Nervenkrankheiten links! Aber so, wie Sie aussehen, haben Sie eher Probleme mit dem Blutdruck. Sie sollten lieber in unserer Herzkreislaufabteilung ein paar Nudeln gegen Gefäßverkalkung kaufen!« »Nicht schon wieder Nudeln! Ich hatte erst gestern Spaghetti gegen Rheuma!« »Vielleicht haben Sie eher Appetit auf eine Kartoffelpfanne mit einem Sedativum gegen Stress?« »Das klingt lecker. Das Sedativum passt sicher gut zu dem Fisch, den ich gegen die Demenz gekauft habe!« Bei Risiken und Nebenwirkungen lesen Sie den Beipackzettel oder fragen Sie Dr. Oetker.

Und das eigentlich Witzige ist: Alles, was den Bauch sich wohl- und weich fühlen lässt, hat ein ziemlich schlechtes Image. Überall im Supermarkt sieht man Schilder wie »Knäckebrot ohne Kohlenhydrate«, »Nudeln ohne Eiweiß«, »Milch ohne Fett«. Was hier wegfällt, sind Dinge, die wir Menschen seit Jahrtausenden zu uns nehmen. Fett ist natürlich das Allerschlimmste. Sublimierter Herztod. Milch gilt mittlerweile als vorsätzliche Körperverletzung seitens der Kuh! Die Verbannung von Fett aus den Lebensmitteln trägt richtiggehend surreale Züge. Es gibt sogar Weingummi ohne Fett! Das ist verblüffend, denn in Weingummi war eigentlich noch nie Fett. Weingummi ohne Fett ist wie »Salat entschuppt und ohne Gräten«. Dabei ist Fett ein sehr wichtiger Stoff für unser Wohlbefinden, der unseren Körper mit Energie versorgt. Und das ist nun mal ein ganz wesentlicher Grund, warum der Mensch überhaupt essen muss. Damit unsere Zellen mit Brennstoff versorgt werden. Der Mensch ist wie ein Heißluftballon: Isst er nur Ballaststoffe, bleibt er am Boden hängen.

Es ist doch absurd: Wenn ein durchgeknallter Lebensmittelingenieur Fischöl ins Brot mischt, gilt das als geniale Idee. Aber wenn wir auf der Verpackung »10 % Kokosfett« lesen, rufen wir erzürnt aus: »Welcher Verbrecher haut denn da Palmin in die Waffeln?« Unsere Nahrung ist vollgestopft mit Vitaminen, Spurenelementen, Coenzymen und Mineralstoffen, als wären wir ein Volk von Astronauten und Polarforschern. Aber vom Nährwert betrachtet, könnte man genauso gut in eine Platte aus Styropor beißen. Und wie das Zeug teilweise produziert wird! Ich habe gelesen, um cholesterinfreie Butter herzustellen, wird Butter geschmolzen, über Aktivkohle gejagt, mit Mangansalzen behandelt, dann raffiniert und anschließend so lange mit Farbstoffen und Aromen bearbeitet, bis sie wieder aussieht wie Butter. Klingt das gesund? Irgendwie nicht. Aber klar, wir alle wissen: Ein zu hoher Cholesterinspiegel kann Herzinfarkte verursachen. Denn das haben wir schon mehr als einmal gelesen. Aber tatsächlich ist es noch gar nicht bewiesen, dass die Menge von Cholesterin im Blut in Zusammenhang steht mit der Menge an

Cholesterin, das wir zu uns nehmen. Es ist wie mit Ihrem Blut. Die Menge an Blut in Ihrem Körper ist doch auch immer gleich. Egal, wie viel Sie trinken. Nach der zweiten Mass Bier sagen Sie auch nicht: »Ich muss jetzt aufhören zu saufen, sonst bläht sich mein Kopf auf wie ein Wasserballon und platzt!« Auch wenn sich der Schädel am nächsten Tag möglicherweise so anfühlt.

Die Geschichte vom bösen Cholesterin

Das wirft natürlich die Frage auf: Woher kommt die Vorstellung, Cholesterin sei so gefährlich? Einer der Begründer des Mythos »böses Cholesterin« ist der Russe Alexander Ignatovski. Dieser findige Wissenschaftler fütterte im Jahre 1908 über einen längeren Zeitraum hinweg Kaninchen mit einer sehr interessanten Speise. Nämlich mit püriertem Hirn mit Ei. Das ist quasi purer Cholesteringenuss. Und nach einigen Wochen sind dann Meister Lampe tatsächlich die Koronarien explodiert. Da war der Fall natürlich klar: Das liegt am Cholesterin. Na sdar owje! Kann sein, kann aber auch nicht sein. Heute, wo man natürlich viel mehr über die Biologie und die Lebensweisen von Kaninchen weiß, wenden einige Ernährungswissenschaftler ein: »Moment mal. Die Viecher sind doch Vegetarier. Der liebe Gott hatte für Hasen Ei und Hirn als Nahrung nie wirklich vorgesehen!« Sonst hätte er die putzigen kleinen Pelztierchen doch wohl mit Reißzähnen und Krallen ausgestattet. Ein Kaninchen auf eine strenge Ei-Hirn-Diät zu setzen ist ungefähr so sinnvoll, wie eine Vampir-Fledermaus zu zwingen, nur noch Buttermilch zu saufen. Ganz nebenbei mal – weil das Cholesterin wirklich sehr schlecht beleumundet ist: Haben Sie gewusst, dass Cholesterin ein ziemlich wichtiger Stoff in unserem Körper ist? Ein Fünftel unseres Hirns soll aus reinem Cholesterin bestehen! Wenn Sie also cholesterinfreie Nahrung kaufen, haben Sie vielleicht das Problem, dass Sie zu wenig Cholesterin im Kopf haben, keinesfalls aber zu viel.

Allergie-Alarm

Und davon mal ganz abgesehen. Selbst wenn Cholesterin des Teufels wäre, haben Sie den Eindruck, dass dessen Austreibung aus der Butter irgendwas gebracht hat? Habe Sie das Gefühl, dass wir durch die ganze gesunde Ernährung auch wirklich gesünder werden? Also ich nicht! Ist Ihnen zum Beispiel schon mal aufgefallen, wie schwer es heute ist, für Freunde zu kochen? Du lädst zum Essen ein und stehst stundenlang in der Küche, weil du deine Gäste mal mit etwas ganz Besonderem verwöhnen willst. Und wenn du dann mit großem Tusch eine Auflaufform voll überbackenen Pfannkuchen mit Pfifferlingfüllung an Weißweinrahmsoße auf den Tisch stellst, herrscht plötzlich betretenes Schweigen. Der Erste sagt, oh, Rahmsoße, das sei aber ganz schlecht wegen seiner Laktose-Intoleranz. Der Nächste gesteht, dass er Pfifferlinge wegen seiner Pilzallergie gar nicht vertrage. Dem Dritten fällt ein, dass seine Gluten-Unverträglichkeit ihm verbietet, Teigwaren mit Weizenmehl zu essen. Und der Vierte liegt schon unterm Tisch, weil ihm als Glutamat-Allergiker die drei Esslöffel Soßenfix von Maggi den Garaus gemacht haben. So sieht es aus!

Das war früher doch auch nicht so. Menschen mit einem derart instabilen Magen-Darm-System hätten unsere WG-Küche nicht mal betreten können. Diese immunologischen Totalversager hätte Mutter Natur im Laufe der Evolution ausselektiert. Da fragt man sich: Wo kommen denn die ganzen Allergien auf einmal her? Sie werden sagen, ist doch klar, der Schmutz, der Dreck, die Gifte im Essen, die Lebensmittelzusätze … Das mag sein. Andererseits müssen wir uns bei all dem Kulturpessimismus immer vor Augen halten, dass sich in vielerlei Hinsicht die Qualität unserer Nahrungsmittel im letzten Jahrhundert dramatisch verbessert hat. Als es noch keine Pestizide oder Konservierungsmittel gab, war jedes Lebensmittel ungemein naturbelassen und irre bio. Dafür planschten die Tuberkulosebakterien aber auch fröhlich in der Milch herum. Mutterkorngift im Mehl ließ einem die Finger abfaulen. Bleizucker im Wein verarbeitete die inneren Organe zu Brei. Und in die Wurst kam sowieso alles rein, was selbst ein Aasgeier verschmäht hätte.

Bewusst gesund oder ungesund bewusst: Der Einfluss der Psyche

Das ist heute anders. Strenge Hygiene- und Schadstoffrichtlinien regieren auch bei konventionellen Anbaumethoden. Allein in der Qualität der Nahrung kann unsere neue Gebrechlichkeit folglich nicht begründet liegen. Die Ostdeutschen litten nämlich nach der Wende viel weniger an Allergien als die vom Kapitalismus verzärtelten Wessis. Aber hatten die DDR-Bürger weniger Chemie oder weniger Dreck im Essen? Oder war alles schon wieder so giftig, dass selbst die Salmonellen krepiert sind? Warum also waren die Menschen weniger anfällig? Lag es am Bewusstsein, trotz Einschränkungen im Konsumverhalten ideologisch auf der besseren Seite zu stehen? Stärkt die Lektüre von Marx und Engels nicht nur das Klassenbewusstsein, sondern auch das Immunsystem? Möglich. Vielleicht waren die DDR-Bürger einfach ein bisschen entspannter, wenn es um ihr Essen ging, weil sie im Leben größere Probleme hatten.

Nähern wir uns der Sache mal medizinisch. Für eine allergische Reaktion muss in der Regel ein Antigen vorhanden sein, also ein Stoff oder Partikel, auf den das Immunsystem mit Ausschlägen, Asthma, Bindehautentzündung, Schock etc. antwortet. Das kann fast alles sein: eine Polle, ein Staubkorn … bei mir reicht schon ein Bild vom FDP-Parteivorsitzenden. Wenn man jedoch Rosenallergikern eine Plastikrose, die das Rosenantigen gar nicht besitzt, unter die Nase hält, reagieren diese Menschen trotzdem mit Allergiesymptomen. Was lernen wir daraus? Die Angst allein reicht aus, um die Krankheit auszulösen.

Vielleicht pfeifen wir deshalb alle immunologisch aus dem letzten Loch. Denn wir leben in einer Zeit der Angst. Eine Phobienliste im Internet führt 584 Phobien: Von A wie Ablutophobie (der Angst vor dem Waschen) bis Z wie Zemmiphobia (der Angst vor Nacktmullen). Natürlich findet sich dort auch eine ganze Reihe von Essphobien wie Lachanophobie (Angst vor Gemüse) oder die Carnophobie (Angst vor Fleisch). Übrigens, unter Alliumphobie (der Angst vor Knoblauch) leiden nicht nur Vampire. Selbstredend gibt es eine generelle Angst vor Nahrung, die Sitiophobie. Geschürt werden unsere Ängste durch ständig neue Horrorzahlen in den Zeitungen: Jeder zweite Deutsche ist übergewichtig. Jeder dritte Deutsche wird dement. Jeder vierte

Deutsche bekommt Krebs. Jeder fünfte Deutsche leidet unter behandlungsbedürftigen Sexualstörungen. Jeder sechste Deutsche ist diabetesgefährdet. Es ist ein Wahnsinn! Nur jeder siebte Deutsche lebt gesund! Interessanterweise hat eine andere Studie ergeben, dass genauso viele Deutsche zu übermäßigem Alkoholkonsum neigen. Ich frage mich: Gibt es da einen Zusammenhang? Angesichts der Gefahr, in der wir schweben, ist Saufen vielleicht das Vernünftigste, was man tun kann.

Panik im Stall

Und wer ist schuld an dem maroden Zustand der Volksgesundheit? Genau! Das Essen. Nicht nur wegen Salz, Fett, Zucker, Konservierungs-, Farb- und Zusatzstoffen oder irgendwelchen falsch gesättigten Fettsäuren. Nein! Denken Sie allein an die ganzen Lebensmittelskandale, die das Land in den letzten Jahren heimgesucht haben: Nitrofen im Huhn. Dioxin im Schwein. Nikotin in Eiern. Und man fragt sich erschrocken: »Was, Nikotin in den Eiern? Welcher Irre verkauft denn den Hühnern Kippen?« Kaum bist du dem Gammelfleisch entkommen, krepierst du am Acrylamid. Hat dich Ehec verschont, nagt schon ein Fischbandwurm an deiner Leber. Hast du Vögel erfolgreich vermieden, steckt dich eine dumme Sau mit Grippe an. Während des BSE-Skandals waren die Menschen so aus dem Häuschen, dass ein panischer Leser der *Rheinischen Post* fragte, ob er sich auch an seinem Ledersofa mit Rinderwahnsinn anstecken könne.

Warum erinnern wir uns überhaupt noch an dieses komische BSE? Weil jeder Keim und jedes Gift monströs aufgeblasen und breitgetreten wird. Zeitungen berichten von stillgelegten Bauernhöfen wie von Bürgerkriegsregionen. Während des Dioxinskandals im Frühjahr 2011 stand in der Zeitung: »Einzelhandel schlägt Alarm: Versorgungsengpässe bei Bio-Eiern.« Versorgungsengpässe! Vor meinem inneren Auge kreisten schon UNO-Helikopter, die Säcke mit Trockenei über Bio-Krisenherden im Sauerland abwerfen. Zwar haben Toxikologen ausgerechnet, dass die gefundenen Dioxinmengen trotz Grenzwertüberschreitung so gering sind, dass man ein Omelett vom Durchmesser eines Saturnringes verzehren müsste, um sich einer ernsthaften Krebsgefahr auszusetzen. Aber diese Nachricht will ja keiner hören.

Ich traue der ganzen Aufregung nicht mehr über den Weg. Zu viele Skandalmacher verdienen einfach zu gut daran. Jedes Körnchen Gift ist ein geschenktes Konjunkturpaket für die Zeitungsmacher, die Gesundheitsindustrie und die Politik. Klar, auch unsere Volksvertreter freuen sich! Rein in die Gummistiefel, raus auf den Bauernhof und Handlungsfähigkeit demonstrieren. Bei der Finanzkrise ist das schon schwieriger. Schließlich kann man nicht einfach 20 000 Manager keulen.

Das alles schafft eine wunderschöne Atmosphäre der Angst. Vor Gift, vor Killerviren, vor Cholesterin, vor Immunschwäche, vor Herzinfarkt, vor Nacktmullen. Überlegen Sie doch mal, mit welchen Kampfbegriffen die Lebensmittelindustrie arbeitet. »Freie Radikale«, das klingt ja schon nach Stoffwechsel-Terrorismus. Und dann laufen wir hirnlos in den Supermarkt und kaufen so einen cholesterinfreien, probiotischen und fettarmen Mist.

Gerade was mit dem Joghurt für ein Schindluder getrieben wird, grenzt an vorsätzliche Verbrauchertäuschung. Wenn ich schon »linksdrehende Bakterienkulturen« lese, kräuseln sich mir als Naturwissenschaftler die Fußnägel! Eine Bakterienkultur dreht sich nicht links. Es sei denn, sie macht Synchronschwimmen. Wenn sich irgendetwas in Ihrem Joghurt nach links oder rechts dreht, dann ist das die Milchsäure. Denn Milchsäure besitzt – wie jedes Kind weiß – ein asymmetrisches C-Atom, wodurch es zwei Stereoisomere bildet, die eine Chiralität bedingen, deren optische Eigenschaft es ist, polarisiertes Licht gegen oder im Uhrzeigersinn zu drehen. Sie werden jetzt sagen: »Klingt ja abgefahren! Aber ist das wirklich relevant für meine Verdauung?« Nein! Ihr Darm scheidet alle Milchsäuren, die irgendwie schief gewickelt sind, einfach wieder aus.

Soll ich auf meine Gesundheit also pfeifen?

Verstehen Sie mich nicht falsch: Ernährung ist wichtig. Aber Sie sollen nicht jeden Dreck schlucken, im wörtlichen wie übertragenen Sinn. Es ist nicht egal, was Sie essen. Dann wäre dieses Buch ja für die Katz! Nahrungsmittelallergien, Unverträglichkeiten, Herz-Kreislauf-Erkrankungen, Fettsucht und Diabetes sind Erscheinungen, die uns die moderne, westliche Ernährungsweise beschert hat. Auch durch die Chemie, die wir täglich schlucken. Erinnern Sie sich an das letzte Kapitel. Eine ganze Batterie verschiedener Chemikalien wird heute zum Backen eines Brötchens benötigt. Aber dieses Problem werden Sie nicht los, indem Sie stattdessen andere Chemie schlucken, die Ihnen als Heilbringend verkauft wird. Deshalb sage ich an dieser Stelle: Machen Sie sich locker! Die Angst vor Krankheiten ist manchmal ungesünder als die Krankheit selbst.

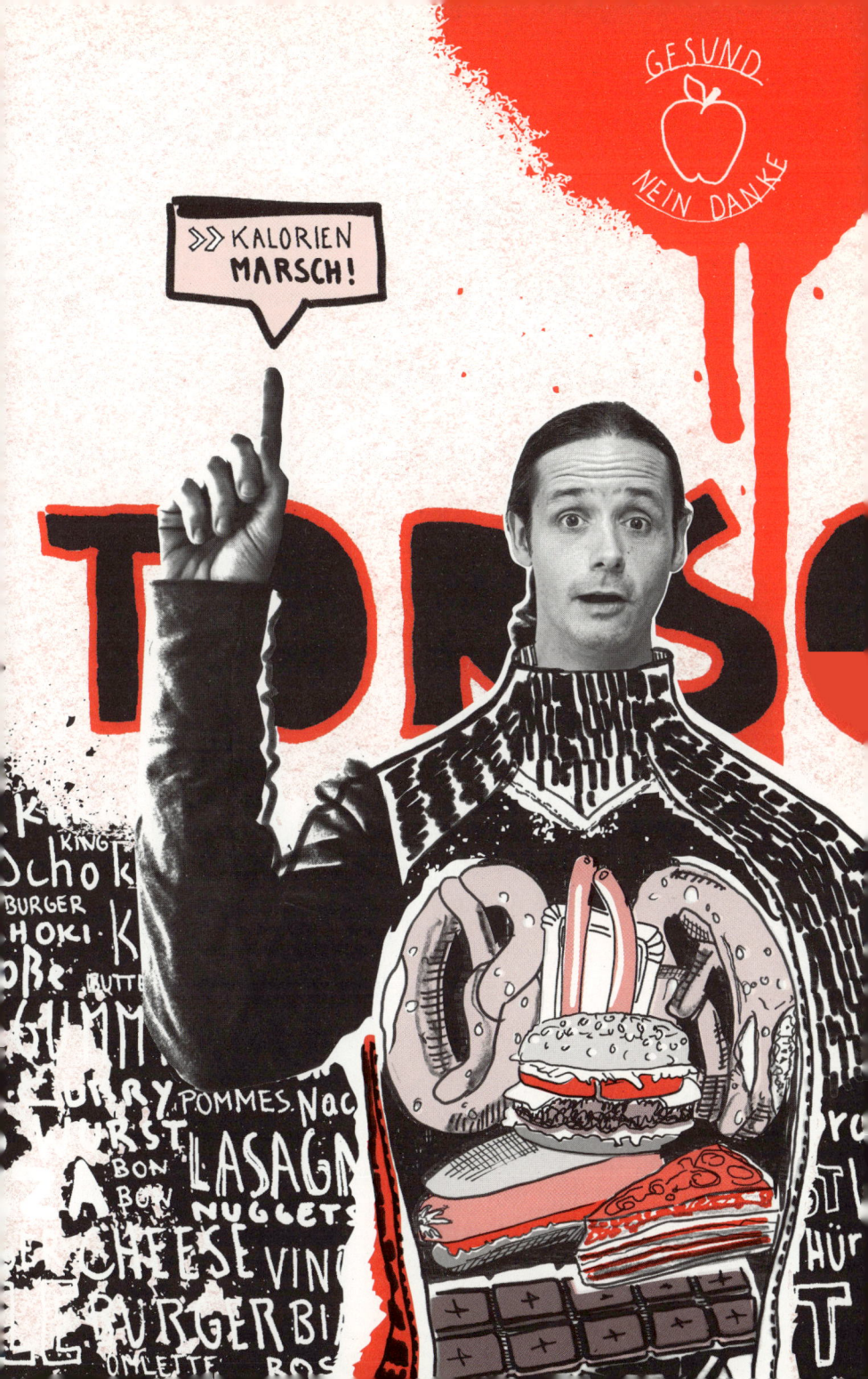

→ **Mein Tipp**

Lassen Sie sich nicht von der Lebensmittelindustrie an der Nase herumführen. Seien Sie skeptisch bei allen Produkten, die Ihnen als wohltuend angepriesen werden. Ich persönlich kaufe grundsätzlich keine Lebensmittel, für die im Fernsehen geworben wird. Essensfabrikanten, die sich Fernsehspots leisten können, gehen über Leichen. Die sind an der Gesundheit so viel interessiert wie ein Tuberkulosebazillus. Bleiben Sie cool. Übertreiben Sie es nicht mit der vernünftigen Ernährung im Speziellen und mit der Gesundheit im Allgemeinen. Denn die Gesundheit soll dem Menschen dienen und nicht der Mensch der Gesundheit. Was nützt es mir, durch gesunde Ernährungsweise länger zu leben, wenn ich die gewonnene Zeit in Rohkostrestaurants absitze und Dinge esse, auf die ich keine Lust habe. Essen darf und muss Spaß machen. Amen.

→ **Futtern für Fortgeschrittene**

Versündigen Sie sich einmal im Monat an Ihrem Körper. Richten Sie ein Massaker unter Ihren Blut-, Fett und Leberwerten an. Bereiten Sie sich ein Menü von so exorbitantem Kalorienreichtum und derart verbotener Ballaststoffarmut zu, dass eine Weight-Watchers-Gruppe zum Kreuzzug gegen Sie aufrufen würde. Verweigern Sie jede Aufnahme von Obst und Gemüse, wenn Ihnen nicht danach ist. Backen Sie Bratkartoffeln in einem Pfund Butter, und würzen Sie sie mit derselben Menge Salz. Kaufen Sie jede Sorte Ihrer Lieblingsschokolade. Und essen Sie

sie, bis Ihnen schlecht wird. Greifen Sie zur Pfauenfeder, wenn es sein muss. Zeigen Sie Ihrem Körper, dass immer noch Sie der Herr im Haus sind.

KRANKHAFTE GESUNDESSER

Haben Sie schon mal von der »Orthorexia nervosa« gehört? Das ist eine Essstörung, die erst 1977 entdeckt wurde. Als Erstbeschreiber gilt der amerikanische Arzt Steve Bratman. Der Begriff hört sich lustig an, oder? Erstbeschreiber. Klingt wie Erstbesteiger. Da sieht man es wieder: Der menschliche Geist ist die letzte unerforschte Wildnis für Abenteuer und Entdecker. Wir Menschen sind zum Mond geflogen, auf den Grund des Ozeans getaucht und haben noch den kleinsten Erdkrumen dieses Planeten kartografiert. Doch wer wagt es schon, in die dunklen Abgründe zu blicken, die er zwischen seinen Ohren trägt? Sind wir ehrlich: Das eigene Hirn bleibt für die meisten von uns ein vollkommen unerschlossenes Gebiet.

Auch die Orthorexie gehört zu einer sehr exotischen und befremdlichen Verirrung der menschlichen Seele. Denn während bei den klassischen Essstörungen wie Fett- oder Magersucht die Menge der verzehrten Nahrung im Blickpunkt steht, geht es bei der Orthorexie um die Qualität des Essens. Menschen, die an diesem Krankheitsbild leiden, haben eine ausgeprägte Fixierung auf alles, was als gesund gilt, und eine panische Abscheu vor allem, was das Kainsmal des Ungesunden trägt. Das heißt, bestimmte Fette wie Omega-3-Fettsäuren, komplexe Kohlenhydrate und Ballaststoffe gelten als gut und heilbringend. Tierische Fette, Zucker und Alkohol gelten als böse und unrein. Industrieprodukte, Fertignahrung und Kantinenfraß sind sowieso die Speisen der Verdammnis.

Jetzt sagen Sie vielleicht: Das klingt doch ganz vernünftig. Mag sein. Aber beim Orthorektiker wird das Ding mit dem gesunden Essen irgendwann zur fixen Idee. Es stellen sich eigenartige Marotten und Schrullen ein. »Sie essen Rohkost, ganz bestimmte biologische Lebensmittel, ganz bestimmte Salze und Gemüse, das nur bei Vollmond gepflückt sein darf«, weiß Andreas Schnebel von der Münchner Beratungsstelle für Essstörungen zu berichten. Außerdem halten Orthorektiker sich an jede wissenschaftliche Empfehlung wie an ein Gebot, das ihnen ein brennender Dornbusch zugeflüstert hat. Orthorektiker investieren eine absurde Menge an Zeit in die Zusammenstellung ihrer Mahlzeiten. Stundenlang werden Nährwerte, Mineralstoffe und Vitamingehalte der jeweiligen Lebensmittel errechnet. Jeder Gang zum Supermarkt wird gründlicher geplant als eine Expedition zum Südpol. Die Ernährung wird für die Betroffenen schleichend zum hauptsächlichen Lebensinhalt. Sie sind besessen vom Essen.

Diese Gesundesser geraten oft in schwere Konflikte mit ihrer Umwelt. Viele können zum Beispiel ihren Lebenspartner nicht mehr küssen, wenn etwas Ungesundes seine Lippen berührt hat. Ich will zugeben, dass Mundgeruch ein echter Liebestöter sein kann, doch seien wir ehrlich, wahre Leidenschaft kann auch eine Portion Grünkohl mit Rindswurst nicht stoppen. Irgendwann nehmen Orthorektiker an keiner gemeinsamen Mahlzeit mehr teil, denn sie können nichts mehr essen, was andere gekocht haben. Sie müssen alles selbst zubereiten. Einen Orthorektiker zum Essen einzuladen ist wie eine offene Morddrohung. Natürlich könnte man sich auch vom Orthorektiker bekochen lassen.

Doch mondbeschienene Rohkost mit entmineralisiertem Wasser ist nicht gerade, was sich ein Normalesser unter einem Dinnerabend vorstellt. Außerdem: Je gesünder sich Orthorektiker ernähren, umso schwerer verdaulich wird ihre Gegenwart. Sie entwickeln einen geradezu missionarischen Eifer und foltern ungläubige Tischgenossen mit wüsten Hasstiraden über die verbrecherischen Machenschaften der Lebensmittelindustrie. Die Folge ist eine zunehmende Vereinsamung der Betroffenen.

Bleibt die Orthorexie ein rein psychisches Problem, kann dem Patienten durch psychotherapeutische Maßnahmen gut geholfen werden. Doch manchmal zeigen sich auch körperliche Konsequenzen der Krankheit. Die Patienten magern ab und entwickeln schwere Mangelerscheinungen. In ganz extremen Fällen wird aus der Orthorexie eine Bulimie. Der Versuch, sich gesund zu ernähren, kann schließlich tödlich enden.

Man fragt sich: Wie kann so etwas geschehen? Steve Bratman, der Erstbeschreiber, hat eine sehr interessante Erklärung für die Motivation der Gesundesser: »Jemand, der den ganzen Tag damit verbringt, nur Tofu und Quinoa-Kekse zu essen, kann sich so heilig fühlen wie jemand, der sein ganzes Leben den Obdachlosen gewidmet hat.« Das würde heißen, dass Essen diesen Menschen gar nicht mehr zur Ernährung dient. Essen gibt ihrem Leben seinen eigentlichen Sinn. Eine ähnliche These vertritt der Kölner Psychologe und Theologe Manfred Lütz. Er meint, dass die Gesundheit heute an die Stelle der Religion getreten ist. Die Menschen beteten heute nicht mehr Gott an oder eine andere transzendente Wesenheit. Auf dem Altar seiner Verehrung stehe heute die eigene körperliche Unversehrtheit.

Religiöse Begriffe werden heute zunehmend in Zusammenhang mit der Gesundheit gebraucht. Wenn jemand sagt: »Jetzt habe ich aber gesündigt«, hat er wahrscheinlich nicht seines Nächsten Weib begehrt, sondern nur lediglich eine Schweinehaxe mit drei Extraknödeln verputzt. Wenn wir überhaupt noch die Knie beugen, dann bei der Gymnastik. Statt Marienkult betreiben wir Körperkult. Es gibt sogar Ernährungspäpste, die ihre Heilsbotschaften wie Erzengel in die Welt posaunen.

Der überzogene Wert medizinischen Wohlergehens spiegelt sich allein in dem Satz wider: Gesundheit ist das höchste Gut. Das ist natürlich auch totaler Quatsch! Seit wann ist Gesundheit das höchste Gut der menschlichen Existenz? In der ganzen griechischen Philosophie ist im Zusammenhang von menschlichen Gütern nie von der Gesundheit die Rede. Es ist nicht eine einzige Diättabelle von Sokrates überliefert. Von den römischen Denkern ist zu dem Thema auch wenig bekannt. Horaz forderte: Carpe diem. Pflücke den Tag. Nicht: pflücke das Salatblatt oder den Weizenkeimling.

Früher haben die Menschen die höchsten Dinge des Lebens in geistigen Sphären gesucht. Um dorthin zu gelangen, musste man sogar eine gewisse Leibfeindlichkeit demonstrieren. Die mittelalterlichen Mystiker haben sich mit Ruten gegeißelt, jahrelang in feuchten Keller gehockt und wochenlang gehungert, um den Geist zu reinigen. Den Lohn für diese Qualen erhielt man erst im Paradies. Wenn die Menschen heute ihren Körper peinigen, dann im Fitnessstudio. Doch da tummeln sich Gesundheitsjünger, die überhaupt nicht mehr in den Himmel kommen wollen. Und wenn, dann möglichst spät. Wie in jeder Religion, gibt es auch unter den Gesundheitsaposteln Fanatiker, heilige Krieger und Inquisitoren. Es gibt sogar Selbstmordattentäter, die sich in ihrem glühenden Eifer nach Gesundheit umbringen. Womit wir wieder bei den Orthorektikern wären.

Es ist eigenartig: Warum fallen wir Menschen so gerne ins Extrem? Warum wird jede gute Idee irgendwann zu Ideologie, dann zu Dogmatismus und zum Schluss zu Wahnsinn?

Vielleicht ist es die menschliche Resignation vor der einfachen Wahrheit, dass es keine einfache Wahrheit gibt? Nicht mal beim Essen. Denn auch Ernährungstipps haben eine sehr frustrierende Eigenschaft: Je konkreter sie ausfallen, umso mehr Ausnahmen und Extraregeln müssen aufgestellt werden, damit sie auch wirklich auf alle und jeden zutreffen. Wenn ein Ratschlag in seiner Weisheit völlig unanfechtbar ist und das ganze Leben in seiner universellen Ganzheit einschließt, ist er meist so schwammig, dass seine Anwendung im praktischen Leben völlig unbrauchbar ist. Und wenn die Empfehlung so formuliert wurde, dass sie beides ist, also exakt und allgemeingültig, dann ist sie meistens auch noch etwas Drittes, nämlich falsch.

Wer kann uns also helfen, das rechte Maß im Auge zu behalten? Für mich als Kabarettisten ist der Fall klar: der Humor. Wer über sich selbst lachen kann, hat die Fähigkeit, lieb gewonnene Vorstellungen über Bord zu werfen, noch nicht verloren und macht sich nicht zum Sklaven seiner eigenen Überzeugung. Vielleicht ist das der wichtigste Ernährungstipp von allen: Wenn Sie den Spaß am Essen verlieren, dann sollten Sie sich wirklich Sorgen machen!

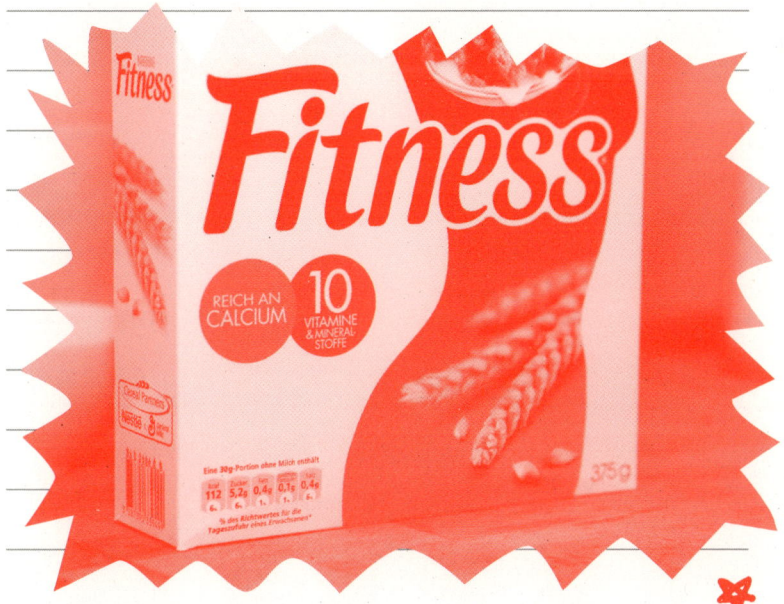

GENUG IS(S)T GENUG!

oder:

„Von Vitamin 3 bis Omega-C"

KAPITEL-NR.

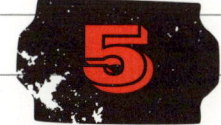

Die Zerealienabteilung. Bis unter die Decke türmen sich die Kartons. Sie tragen lustige Namen wie Flakes, Snacks, Krispies, Crunchies, Poppies, Shreddies, Clusters, Loops, Minis und natürlich Chocos.

»Schau dir das an, Sanne: Selen, Zinn, Zink, Magnesium, Jod, Fluor, Eisen … Das sind keine Frühstücksflocken, das ist ein essbares Periodensystem.«

»Warum heißt es eigentlich Spurenelemente, wenn jedes Lebensmittel damit angereichert ist, als wolle man es im Kernreaktor verbrennen?«

»Am schlimmsten ist Calcium. Überall ist heute Calcium drin. Ich nehme mittlerweile so viel Calcium zu mir, dass sich kleine Tropfsteine in der Kloschüssel bilden!«

»Aber der Mensch braucht doch Vitamine und Spurenelemente! Oder sind das auch Erfindungen der Lebensmittelindustrie?«

»Natürlich brauchen wir das Zeug, aber nicht in diesen absurden Mengen. Nehmen wir Vitamin C. Überall ist heute Vitamin C drin. Aspirin plus C. Fruchtsaft plus C …«

»Hier ist sogar o. b. plus C!«

»Du willst mich verarschen, Sanne?«

»Ja!«

Vitaminhaltige Grausamkeiten

Vitamin C ist ja die universale Allzweckwaffe der Deutschen gegen jede Form von menschlichen Gebrechen. Vor allem im Herbst, wenn die Zeit der schniefenden Nasen und kratzenden Hälse beginnt, wenn sich die Schleimhäute verflüssigen, Nebenhöhlen überflutet werden und Viren und Bazillen zum Rhythmus des Hustens Freudentänze in den Atemwegen aufführen. Als Kabarettist bin ich ja für jede Form von mikrobiologischen Infektionen besonders anfällig. Jeden Abend sitzt vor mir eine geifernde Meute von Bazillenschleudern. Erst prusten sie ihren Auswurf in die Luft und dann wedeln sie diesen Nebel des Grauens mittels Applaus in meine Richtung. Verstehen Sie mich nicht falsch, ich liebe mein Publikum! Aber oft würde ich gerne rufen: »Hören Sie auf! Ihr Lachen bringt mich um!« Kein Wunder, dass ich nach jeder Vorstellung von der Bühne halb tot ins Bett krieche.

Und da hilft nur eins. Vitamin C! Auf jeden Fall nach der Ansicht meiner Freundin. Spätestens Anfang Oktober werde ich vollgepumpt mit Zitronenwasser, Hagebuttentee, Grünkohlsuppe, Sauerkrautsaft … Ja. Sauerkrautsaft! Ich habe immer gedacht, das sei ein Mittel der Selbstkasteiung für bußfertige Katholiken. Weniger bekannt war mir, dass das Zeug auch gesund sein soll. Dem Drogeristen meiner Freundin aber leider schon. Doch Sauerkrautsaft belegt nur Platz 2 auf der Liste Vitamin-C-haltiger Folterinstrumente. Unangefochtener Spitzenreiter ist und bleibt: der Zwiebelsud. Dafür werden rohe Zwiebeln mit Wasser und Zucker aufgekocht und dem Lebenspartner unter Androhung von Sexentzug in den röchelnden Rachen geschüttet. Aber es wirkt! Der einsetzende Brechreiz ist so stark, dass einem die laufende Nase mit einem Schlag völlig egal ist.

Volksseuche Skorbut

Ich hab meinen Arzt gefragt: »Herr Doktor, hilft diese ganze Vitamin-C-Fresserei überhaupt bei Erkältung?« Hat er gesagt: »Nein!« Hab ich gesagt: »Gegen was ist dann Vitamin C gut?« Da hat er gesagt: »Gegen Skorbut.« Skorbut? Wer bin ich? Klaus Störtebeker? Habe ich was verpasst? Ist der Skorbut wieder auf dem Vormarsch? Dicht gefolgt von der Pest und der Syphilis? Zumal er mir noch erklärt hat, dass zu hohe Vitamin-C-Dosen gar keinen Sinn ergeben, weil ein Mensch am Tag nur ungefähr 100 mg Ascorbinsäure aufnehmen kann. Den Rest pinkelt er einfach wieder raus. Zusammen mit der Folsäure und dem Biotin. Früher war der Rhein eine Drecksbrühe, heute eher so eine Art Multivitaminsaft.

Niemand weiß offensichtlich genau, wie viel Vitamin C der Mensch eigentlich braucht. Der Westdeutsche benötigte nach allgemeiner Gesundheitsempfehlung im Jahr 1989 offenbar 75 mg täglich zum Überleben. Der Ostdeutsche brauchte zu dieser Zeit nur staatlich verordnete 45 mg. Also 30 mg weniger. Das stand zwar so nicht bei Karl Marx, war aber ein sicheres Zeichen für die Überlegenheit des real existierenden Sozialismus. Zwei Jahre nach dem Mauerfall stieg der gesamtdeutsche Vitamin-C-Bedarf sprunghaft auf 125 mg am Tag. Die Wiedervereinigung scheint dem Deutschen ordentlich an die Nieren gegangen zu sein. In Wirklichkeit reichen dem Körper wohl 5 bis 10 mg Vitamin C. Aber dafür braucht man keinen Sauerkrautsaft zu trinken, da kann man auch einfach eine Bockwurst futtern. Denn Ascorbinsäure ist in der Lebensmittelchemie ein wichtiges Konservierungsmittel. Es wird eingesetzt, um Fleischwaren ein schönes, gesundes Rot zu geben. Ascorbinsäure ist so eine Art Make-up für Wursthaut. Sprich: Jeder Landjäger ist im Grunde so wertvoll wie eine kleine Kiwi.

Und hat man sich dann mit Vitamin C abgefüllt, bis man sich auch fühlt wie eine Zitrone – irre gesund, aber auch sehr sauer –, da wird schon ein anderer lebenswichtiger Stoff ins Zentrum der Aufmerksamkeit des Verbrauchers gerückt. Der sich dann in Windeseile in speziell designten Nahrungsmitteln wiederfindet. Lebensmittel sind heute wie Moden: In diesem Herbst geht der Trend weg von den schweren Ballaststoffen hin zu frischen Mineralstoffen, welche die gesundheitsbewusste Frau mit einer gewagten Kombination von Folsäure und ungesättigten Fettsäuren zu sich nimmt.

Essen wie die Eskimos

Am erstaunlichsten finde ich die abenteuerlichen Geschichten, mit denen diese Produkte dem Kunden schmackhaft gemacht werden. Der größte Knaller ist der Verkaufsmythos von Omega-3-Fettsäuren. In Internetanzeigen kann man heute noch lesen, dass dieser Wunderstoff für die mustergültigen Blutgefäße der Eskimos verantwortlich sein soll. Denn anscheinend bekommen diese Polarbewohner weniger Herzinfarkt. Und warum? Die Antwort ist ganz einfach. Eskimos essen viel Fisch. Fisch enthält viel Omega-3-Fettsäuren. Ergo sind Omega-3-Fettsäuren gut gegen Herzinfarkt. Deswegen sollen wir auch viel Meerestiere essen oder am besten direkt Omega-3-Fettsäuren. Die gibt es nämlich schon in Form von Ölkapseln, die aus Fischabfällen gewonnen werden. Wir sehen, mit der richtigen Verkaufsgeschichte kann man auch aus Müll Gesundheitspillen drehen. Was ist aber, wenn ich keinen Fisch mag? Auch das kein Problem. Amerikanische Forscher haben schon Schweine gentechnisch verändert, damit sie Omega-3-Fettsäure produzieren. Das Gen dazu kam übrigens von einem Wurm. Man hat von dem Omega-3-Schweinewurm nicht mehr viel gehört. Vielleicht war er schwer zu halten. Wer kann schon Ferkel gebrauchen, die sich nur an die Erdoberfläche graben, wenn es regnet!

Wenn ich so etwas lese, kommt mir der Verdacht, dass »Omega 3« keine Bezeichnung für eine Fettsäure ist, sondern eher der Planet, von dem zwei Drittel aller deutschen Ernährungsberater stammen. Es kann doch nicht ernsthaft wahr sein, dass wir Deutschen uns jetzt tatsächlich ernähren sollen wie Eskimos. Vielleicht haben diese Menschen auch nur weniger Herzinfarkte, weil sie erfrieren oder vom Eisbären gerissen wurden, bevor sie überhaupt in das Alter kommen, wo es langsam mit den Herz-Kreislauf-Problemen losgeht. Und wer weiß, vielleicht liegt es ja gar nicht am Fisch, dass die Jungs so fit sind? Eskimos essen bekanntermaßen auch Robben. Vielleicht ist in Wirklichkeit Robbenfleisch gut gegen Herzinfarkt? Vielleicht sollten wir jetzt anfangen, morgens zum Milchkaffee rohen Walrossspeck zu kauen. Und ich denke, für einen Satz gesunder Koronaraterien schlägt die gesundheitsbeflissene Apothekergattin auch einem süßen Robbenbaby den Schädel ein. Übrigens würde ein Eskimo nie auf die Idee kommen, sich aus gesundheitlichen Erwägungen plötzlich zu ernähren wie wir Deutsche. Wenn man so einem stolzen Polarjäger sagen würde: Hör mal her, der Hesse bekommt weniger Gicht als du, dann fährt der auch nicht mit seinem Schlitten los und vespert nur noch Handkäs mit Musik.

Ich verstehe die ganze Aufregung nicht. Der Mensch ist doch jahrtausendelang ganz gut zurechtgekommen, ohne dass er etwas von Fettsäuren, Biotin oder Niacin gewusst hat. Wenn wir die meiste Zeit darüber nachgegrübelt hätten, ob die Wurzeln, die wir kauen, auch den Tagesbedarf an Folsäure eines Affen in der Entwicklungsphase decken, würden wir heute noch auf Bäumen hausen. Aber vielleicht täusche ich mich auch. Vielleicht sind die Neandertaler durch das Gebüsch gerobbt, und es kam zu Dialogen wie diesem: »Oh, verdammt, ein Säbelzahntiger!« – »Gefährlich?« – »Das auch, aber vor allem mit katastrophalem Vitamin-B12-Wert!«

Die Hieroglyphen der alten Ägypter könnten ja auch nichts anderes als versteckte Diätvorschriften sein. Vielleicht steht im Tal der Könige über den Gräbern geschrieben: »Hier liegt Tutanchamun, der im Jahr des Krokodils aufgrund eines chronischen Mangels an ungesättigten Fettsäuren starb!«

Um es noch einmal klar zu sagen: Omega-3-Fettsäuren sind essenzielle Stoffe, das heißt, sie sind überlebenswichtig. Aber diese Substanz ist auch nicht so selten, dass Brot, Margarine, Eier und Joghurt mit aller Gewalt mit Fischöl vollgepumpt werden müssen. Backen Sie lieber einmal in der Woche einen Karpfen. Und wenn Ihnen Fisch nicht schmeckt: In Walnüssen, Leinöl, Hanf, Raps und Soja sind auch ungesättigte Fettsäuren. Ich habe übrigens keinen einzigen Nährstoff gefunden, der nicht in irgendeinem ganz trivialen Nahrungsmittel enthalten ist. Biotin ist in Blumenkohl. Vitamin A in der Milch. Mangan in Bananen. Selen in Gurken. Was ich übrigens sehr witzig finde: In einer Leber sind mindestens sieben Vitamine enthalten. Dieses Organ ist quasi die Multivitamintablette unter den natürlichen Nahrungsmitteln. Wobei das natürlich nicht jedem schmeckt. Für mich persönlich gilt: Bevor ich Leber esse, habe ich lieber Rachitis.

Was sagt mir mein Bauch?

In natürlicher Nahrung ist also im Grunde alles, was man zum Leben braucht. Schließlich waren die meisten Menschen bis vor wenigen Jahren auch keine blinden, zahnlosen, anämischen Gesellen, bis endlich die Heil bringenden Segnungen der Lebensmittelindustrie auf sie niedergeregnet sind. Selbst die an Jodmangel leidenden Almbewohner, die in diesem Zusammenhang gerne genannt werden, sind heute extrem selten geworden. Schade eigentlich – heute könnten sie mit ihrem Kropf in der Tourismusbranche ein Heidengeld verdienen.

Und seien Sie sicher, der Körper meldet sich, wenn er Nachschub an dem einen oder anderen Vitalstoff braucht. Wenn Sie tierisch Bock auf Fisch haben, liegt das nicht daran, dass Freitag ist und Ihre katholische Erziehung durchbricht, sondern dass Sie eben diese verdammten ungesättigten Fettsäuren brauchen. Denn die menschliche Verdauung ist ein hochkomplexes, von der Evolution raffiniert ausgetüfteltes System. Millionen von Rezeptoren in Darm, Zelle und Blut wachen ständig über Zucker- und Fettspiegel, über Mineralstoffbedarf und Vitaminzufuhr. In unserem Bauch gibt es genauso viele Nervenzellen wie in unserem Kopf. Wenn man also unter chronischen Verdauungsstörungen leidet, müsste man im Grunde erst mal einen IQ-Test machen. Und falls ein Mangel an einem Nährstoff vorliegt, gibt unser Bauch diese Information an unser Hirn weiter. Und schon haben Sie das Gefühl, Sie könnten jetzt gerade in Tomatensoße baden. Vertrauen Sie also auf die Botschaften Ihres Appetits.

Echte Mangelkrankheiten sind sehr selten. Und wirkliche Mangelerscheinungen meistens Begleitumstände von Krankheiten, hohem Alter oder besonderen Umständen. Wenn Sie schwanger sind, tut Ihnen eine Eisentablette sicher nicht schlecht. Aber mit diesen Fragen wenden Sie sich bitte an Ihren Arzt und nicht an den Filialleiter des Supermarktes.

→ Mein Tipp

Sie müssen kein Geld für Lebensmittel ausgeben, die vorsätzlich mit Vitaminen und Spurenelementen vollgestopft wurden. Denken Sie daran: Sie produzieren nur sehr, sehr teuren Urin. Essen Sie ganz normal, aber abwechslungsreich. Wenn Sie jahrelang nur Schnitzel kauen oder auf das Essen ganz verzichten, weil Sie allein auf die Nährwirkung von Bier vertrauen, kriegen Sie doch noch den Skorbut. Das ist klar.

→ Futter für Fortgeschrittene

Wenn Sie das nächste Mal krank sind, verzichten Sie auf jede Form von Vitamin C. Essen Sie nur, was Ihnen Spaß macht. Mein Arzt sagt: »Das Immunsystem der meisten Menschen ist deshalb im Eimer, weil sie einfach viel zu gestresst sind. Noch wenn die Leute aus dem letzten Loch röcheln, rennen sie vermummt wie die Taliban durch die Gegend und schütten sich mit zitternden Händen Echinacin und Globuli aus kleinen braunen Fläschchen in den Hals. Ganz so, als wären sie Methadon schluckende Junkies! Herr Weber, wenn Sie krank sind, brauchen Sie

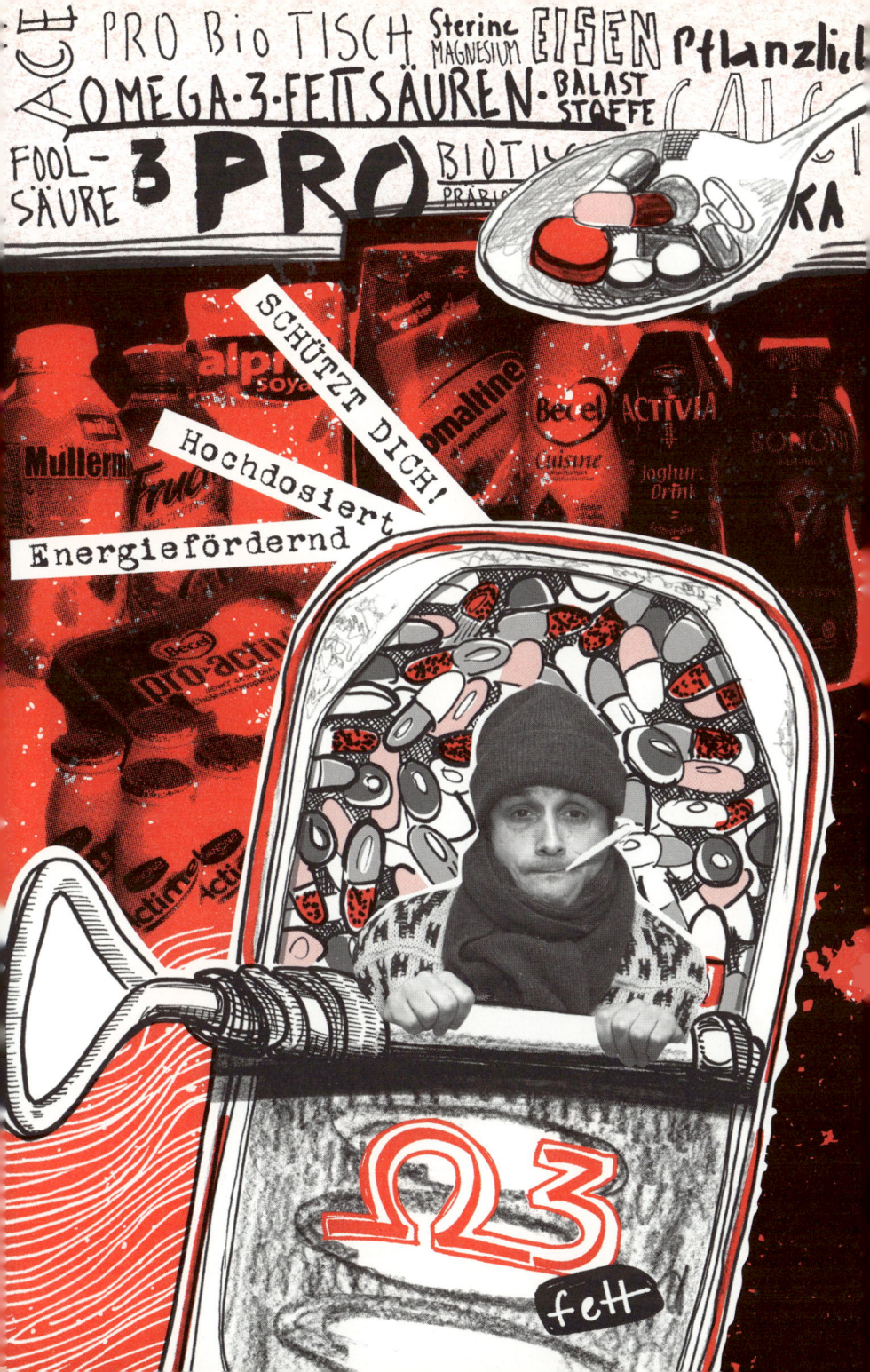

vor allem eins: Zeit. Zeit, um wieder gesund zu werden. Was Sie dabei trinken, ist mir eigentlich egal! Nehmen Sie sich Urlaub, legen Sie sich einen Tag ins Bett. Und statt Zwiebelsud trinken Sie lieber ein schönes kaltes Bier.«

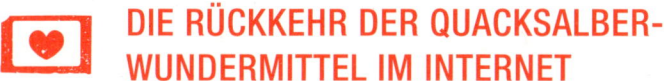 DIE RÜCKKEHR DER QUACKSALBER-WUNDERMITTEL IM INTERNET

Auch wenn der Zustand des Gesundheitssystems vielerorts beklagt wird, ist die ärztliche Versorgung in Deutschland im Großen und Ganzen doch eigentlich ganz erträglich. Natürlich geht der Trend zur Zweiklassenmedizin. Aber noch können sich selbst einfache Kassenpatienten mit ihren Gebrechen an ausgewiesene Spezialisten wenden. Ob sie behandelt werden, ist eine ganz andere Frage. Oft dauert es einfach ein bisschen länger, bis man dran ist. Ich saß neulich im Wartezimmer neben einem Patienten mit Alterszucker, der ursprünglich wegen Mumps gekommen war. Was für ein Glück für mich, denn ich hatte meinen Arzttermin bereits von meinem Großvater geerbt.

Das sind natürlich Ausnahmen, da müssen wir fair bleiben. Selbst die Ärmsten dieser Gesellschaft wie etwa Sozialhilfeempfänger haben einen Anspruch auf eine medizinische Behandlung. Und zwar bei einem Arzt, nicht bei einem Veterinär. Das war nicht immer so: Im Mittelalter kümmerten sich fahrende Wundärzte, umherstrolchende Kurpfuscher und marodierende Quacksalber um die Gebrechen der einfachen Leute. Manche Vertreter des mittelalterlichen Gesundheitswesens boten ihre Kunst auf Jahrmärkten an. Schließlich ist es ein höchst vergnügliches Spektakel, wenn einem Mitmenschen mit riesigen Zangen die Molaren samt Unterkiefer aus dem Schädel gerissen werden.

Richtige Ärzte waren selten und teuer und auch nicht erfolgreicher als ihre unakademischen Kollegen. Der Begriff Rosskur geht auf die Tatsache zurück, dass der Hufschmied im Mittelalter die Aufgaben des Tierarztes übernahm. Gleichzeitig durfte er auch eine Badestube betreiben. Und dort war es ihm erlaubt, einfache chirurgische Handgriffe vorzunehmen, die nicht mal der zäheste Ackergaul überlebt hätte.

Denn schon im Mittelalter wurden mit Bohrern Schädel geöffnet, mit Stahlröhrchen Harnsteine zertrümmert und mit rostigen Messern dem grauen Star zu Leibe gerückt. Und das geschah natürlich alles ohne Betäubungsmittel und unter hygienischen Zuständen, bei denen selbst Kanalratten vor Ekel kollabieren. Die Malerei von Hieronymus Bosch verbildlicht übrigens sehr schön die damaligen medizinischen Verhältnisse. Sein Werk »Weltuntergangs-Triptychon« soll sich peinlich genau am Zustand der Notfallambulanz des Kreiskrankenhauses Lüttich um 1489 orientieren.

Aber damals gingen Religion und Medizin Hand in Hand. Schmerz galt als etwas Gutes und Heilsames. Wenn man einen Patienten zum Brüllen brachte, galt dies schon als therapeutischer Durchbruch. Körperliche Pein war die Buße der Kranken für ihre Sünden. Eine Krankheit war nichts anderes als die gerechte Strafe Gottes. Dabei war die Strafe Gottes natürlich nicht die Krankheit, sondern der Arzt. Denn eine Krankheit konnte man auch schon im Mittelalter durchaus überleben. Den Arzt nicht.

Doch die Chirurgie war in ihrer Bestialität nichts gegenüber all den ekelhaften Medikamenten, die ein siechender Mensch im Mittelalter schlucken musste. Neben den heute noch bekannten Heilkräutern galt eigentlich alles als gesundheitsfördernd, woran man nicht sofort krepiert ist. Am schlimmsten waren die sogenannten Animalia, Arzneistoffe tierischer und menschlicher Herkunft: Galle, Blut, Knochen, Hörner, Nägel, Haare, Federn, Speichel, Krötenschleim, Hühnerhirn, Urin und natürlich Kot. Kot in jeglicher Form und Herkunft. Der Eisenacher Universalgelehrte Christian Franz Paullini schrieb sogar eine eigene wissenschaftliche Abhandlung über die wundersame Heilkraft der Exkremente. Sein Werk »Heilsame Dreck-Apotheke« ist ein kurioses Kompendium von Rezepturen auf der Basis menschlicher und tierischer Ausscheidungen. Übrigens verwendete er Fäkalien sowohl zur inneren wie äußeren Anwendung. Ich weiß gar nicht, was schlimmer ist: die Kacke-Pille oder die Kot-Kompresse? Also wenn Scheiße als Medikament verabreicht wird, dann bitte nur als Zäpfchen.

Nicht mal vor Leichenschändung schreckten die mittelalterlichen Heiler zurück. So war es gängiger Brauch, dass Scharfrichter ihren Klienten nach getaner Arbeit das Fett abließen und als Armsünderfett (Axungia hominis) an die umliegenden Apotheken verscherbelten. Das Menschenfett soll ein probates Mittel gegen Knochenschmerzen, Zahnschmerzen und Gicht gewesen sein. Und natürlich gegen arme Scharfrichter.

Diese geradezu kannibalisch anmutende Pharmazie hat bis ins 20. Jahrhundert überlebt. Noch 1924 wurde von der Firma Merck in Deutschland Mumia oder Mumia vera aegyptiaca vertrieben. Das war Pulver aus gemahlenen Mumien. Gerade im Mittelalter muss es einen blühenden Handel mit einbalsamierten Toten aus Ägypten gegeben haben. Jeder Haushalt hatte seinen eigenen Schinken auf dem Dachboden hängen und jede Apotheke ihre Leiche im Keller, von der man bei Bedarf etwas abraspeln konnte. Doch wo die Nachfrage groß ist, gibt es auch viel

Betrug: Bald beschwerten sich erste Zeitgenossen über sehr pietätlose Methoden bei der Materialbeschaffung. So wurden offensichtlich Mumien in Umlauf gebracht, die nicht aus Pharaonen und Balsamöl, sondern aus syphilitischen Hurenböcken und Holzleim zusammengepanscht wurden. Die Billigmumien waren im Grunde genommen ein Vorläufer des Imitatschinkens.

Natürlich könnte man denken, dass diese finsteren Methoden in unseren aufgeklärten Zeiten endgültig vorbei sind. Doch machen wir uns nichts vor: Die Quacksalber gibt es immer noch. Sie ziehen heute nicht mehr mit Pferdewagen durchs Land oder extrahieren Weisheitszähne auf der Kirmes. Heute treiben sie sich an jenem Ort herum, wo Spinner, Scharlatane und Schwindler ein sicheres Plätzchen finden: im Internet. Das World Wide Web ist ein beliebter Umschlagplatz für allerlei Heilmittel, Powerpillen und Fitmacher. Mit einem Klick kann man sich aus der Online-Apotheke mittels DHL-Drogenkurier vom Himalaja-Salz bis zur Weihrauchpille alles direkt ins Haus bringen lassen. Das Internet hat entscheidende Vorteile: Man kann von den geprellten Kunden nicht so leicht geschnappt und im Dorfweiher ersäuft werden.

Natürlich hat sich das Angebot der Produkte stark verändert. Mumienpulver und Menschenfett sind selten geworden und wären heute eher ein Fall für den Staatsanwalt. Der Trend geht zu weniger martialischen, aber nicht minder skurrilen Produkten. Vor allem exotische Heilfrüchte oder Superpflanzen sind gerade tierisch in Mode: Nopal-Kaktus aus Mexiko, Goji-Beeren aus China, Moringa-Blätter aus Indien, Maca-Knollen aus Peru oder Acai-Beeren aus Brasilien. Auf deren gesundheitsfördernde Wirkung sollen angeblich auch Stars wie Lady Gaga oder Britney Spears vertrauen. Was für mich eher ein Grund wäre, das Zeug zu meiden.

Doch kein fremdländisches Grünzeug hat für so viel Furore in der Wundermittelszene gesorgt wie Noni. Das ist die Frucht der Morinda citrifolia, des Indischen Maulbeerbaums. Diese Pflanze ist in der ganzen Südsee verbreitet. Noni ist ein echter »Allrounder« – eigentlich für und gegen alles gut: Allergie, Arthritis, Krebs, Depressionen, Diabetes, Herzkrankheiten, Muskelwachstum, Nierenkrankheiten, Übergewicht und Schlaganfall. Manche Eigenschaften von Noni sind aber auch recht paradox. So habe ich auf einer Homepage gelesen, dass die Frucht sowohl das Sexualleben anregt als auch den Schlaf fördert. Wie das funktioniert, weiß ich nicht, aber offensichtlich beschert Noni dem Konsumenten ziemlich wilde Träume. Ich war schon öfter im pazifischen Raum unterwegs und kenne Noni ... Es wuchert dort überall wie bei uns die Vogelbeere oder der Stechginster. Mich irritiert nur, dass ich noch nie einen Südseebewohner gesehen habe, der eine Nonifrucht gegessen hätte. Ich bin auch noch nie an einem tahitianischen Marktstand vorbeigekommen, der Nonifrüchte angeboten hätte. Was nicht verwundert. In unreifem Zustand ist Noni so aromatisch wie konzentrierte Salzsäure, und im reifen Zustand stinkt es wie ranziger Käse. Für Polynesier ist der Konsum von Noni nicht Mittel gegen, sondern eher Anzeichen für eine Krankheit.

Aber der Mensch hatte schon immer eine Faszination für Wundermittelchen, die Stärke, Schönheit oder ewige Jugend versprechen. Heutzutage wird das nur wissenschaftlicher verkauft, und so arbeiten viele Anbieter mit sehr diffusen medizinischen Begriffen: Da werden Immunsysteme »stabilisiert«, Stoffwechsel »harmonisiert«, Blutzucker »normalisiert« und freie Radikale mittels »antioxidativer Phyto-Nährstoffe« »neutralisiert«. Als Referenz werden immer überaus erfolgreiche und renommierte Wissenschaftler genannt, von denen aber noch nie jemand gehört hat. Alle haben sie natürlich promoviert, aber von den wenigsten ist das Fachgebiet bekannt. So kann es also durchaus sein, dass ein Experte über die pharmazeutischen Vorzüge der Acai-Beere faselt, er aber seinen Doktor über Teeschalenformen der westmongolischen Kalmücken am kulturhistorischen Institut von Ulan-Bator gemacht hat.

Es ist natürlich überflüssig zu erwähnen, dass ein therapeutischer Nutzen bei dem größten Teil dieser neuen Superpflanzen noch nicht nachgewiesen werden konnte. Mag sein, dass ihr Wert kaum größer ist als der unseres einheimischen Grünzeugs … Aber Trockenpflaumen haben trotz erstaunlichen Nährstoffgehalts eben nicht diesen geheimnisvollen Hauch fremder Exotik. Ich frage mich nur, was wird in polynesischen Internetshops als Superpflanze angeboten? Sicherlich nicht Noni! Vielleicht klingen die Heilsversprechen der Quacksalber dort so: »Bierrettich – die Wunderwurzel aus Oberbayern! Reich an Eiweiß, Carotin, B-Vitaminen und den Mineralstoffen Kalium, Natrium, Magnesium, Calcium, Helium, Phosphor, Nickel und Eisen. Dr. Un Sin vom Institut für Verwaltungswesen in Phnom Penh sagt: 100 Gramm Rettich enthalten die tausendfache Menge an Vitalstoffen wie ein Glas Noni-Saft und decken damit den täglichen Bedarf an Vitamin C für über 200 Jahre. Außerdem neutralisieren die enthaltenen Senföle den Organismus praktisch ohne Nebenwirkungen. Vertrauen Sie also der Weisheit der traditionellen germanischen Heilkunst. Schon die alten Urbajuwaren haben Rettich zum Schutz gegen Malaria gegessen, da der aromatische Geruch aus dem Mund Stechmücken töten kann. Doch hilft Rettich natürlich auch gegen Magen-Darm-Beschwerden, Hautunreinheiten und Schizophrenie, außerdem ist er blutdrucksenkend. Bestellen Sie jetzt Bierrettich aus Bayern. Als Kapsel oder als 100 % naturtrüben Direktsaft.«

Klingt absurd? Vielleicht, aber Rettich war schließlich schon im Mittelalter ein bekanntes Heilmittel. Und diese Zeit ist wieder schwer im Kommen: So gibt es beim Internetbranchenriesen des Buchhandels zahlreiche Gesundheitsratgeber, die sich explizit auf mittelalterliche Heilkunst berufen. Ich möchte Ihnen von dieser Lektüre sicher nicht abraten. Aber bevor Sie tiefer in die mittelalterliche Medizin einsteigen, versichern Sie sich, dass ein Arzt in der Nähe ist.

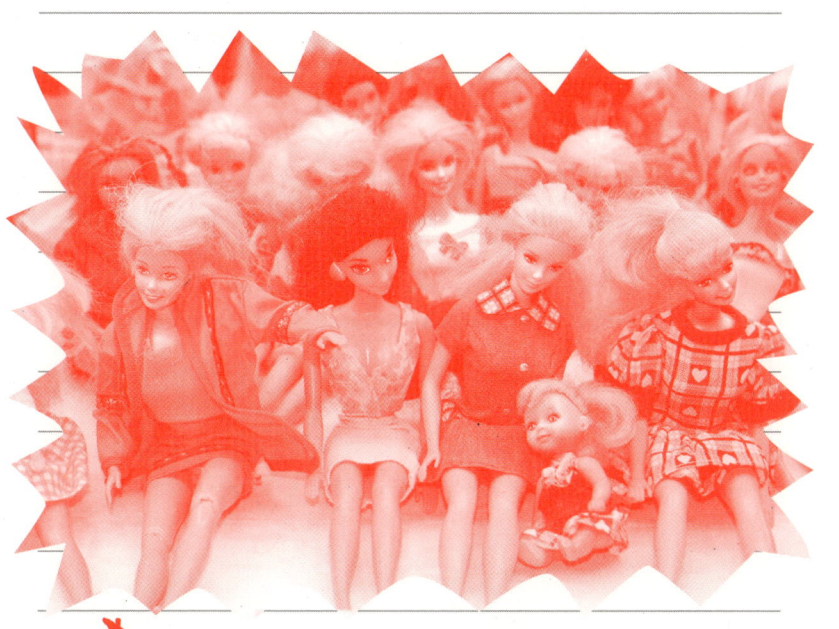

DIE
GEWICHTS-HYSTERIE

oder: „Liebe deine Pfunde!"

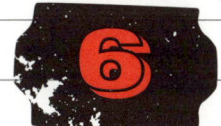

KAPITEL-NR.

6

*Sanne langt plötzlich nach einem Brotaufstrich, auf dem eine Frau
abgebildet ist, die ihre Arme freudig erregt in die Luft wirft, als
hätte sie im Lotto gewonnen. Daneben steht:* »Extra fit.« *Ich bin
schockiert.*

»Diät-Margarine? Wäh, findest du die lecker?«

»Bist du irre? Margarine! Kunstbutter! Ich will abends echte Butter aufs Brot. Schließlich bin ich eine berufstätige, angehende
Mutter und keine Trümmerfrau. Und dann auch noch Diät-
Margarine. Das ist wie …den Sattel vom Fahrrad abschrau-
ben und dann noch Stacheldraht auf die Stange montieren.«

»Genau. Diät-Margarine ist Nahrung gewordene Lustfeindlich-
keit. Menschen, die am Sonntagmorgen ein Frühstück mit
Diät-Margarine veranstalten, versuchen sich wahrscheinlich
auch beim Sex möglichst wenig zu berühren.«

»Sag das meinem Mann. Jürgen meint jetzt, dass er abnehmen
muss.«

»Warum denn das?«

»Er hält sich für zu dick!«

»Wer sagt denn, dass der Jürgen dick ist?!!!«

»*Men's Health.*«

»Wer ist denn Mähnshäls?«

»Eine Männerzeitschrift!«

»Und die Männerzeitschrift sagt, dass dein Mann zu dick ist? Früher waren in Männerzeitschriften nackte Weiber abgebildet!«

Volksseuche Fettsucht

Es gibt Wahrheiten, die unumstößlich sind: Die Erde ist rund. Mensch und Affe haben gemeinsame Vorfahren. Energie ist Masse mal Lichtgeschwindigkeit zum Quadrat. Und natürlich: Die Deutschen sind zu dick. Schauen Sie sich um! Wo man hinblickt, schwabbeln schwammige Zeitgenossen mit Wurstfingern, Speckbeinen und Rettungsringen durch die Gegend. Wenn der deutsche Michel heute in den Rhein springt, ist zwei Stunden später in Rotterdam Land unter.

Doch ich muss Ihnen ehrlich sagen, dass das nicht meiner Wahrnehmung entspricht. Ich fahre zum Beispiel seit über 20 Jahren als Betreuer auf Kinderzeltlager. Und es ist nicht so, dass die Kleinen mittlerweile so verfressen wären, dass sie selbst die Heringe am Zelt anknabbern. Es bleibt auf dem Spielplatz auch niemand in der Rutsche stecken. Zugegeben, hier und da kugelt mal ein Fruchtzwerg über den Zeltplatz, bei dessen Anblick ich den Eltern gerne sagen würde: »Sport ist wichtig, aber muss es unbedingt Sumoringen sein?«

Ich will gar nicht leugnen, dass es in Deutschland mehr mollige Menschen gibt als anderswo. Wir leben schließlich in einem der reichsten Länder der Erde. In anderen Teilen der Welt würden sich die Menschen freuen, wenn ihre größte Sorge der morgendliche Blick auf die Waage wäre. Vielleicht gibt es auch mehr Dicke als früher. Wenn ich mir allerdings Gemälde aus der Barockzeit anschaue, habe ich nicht den Eindruck, dass damals zum Frühstück, Mittag- und Abendessen am Hungertuch genagt wurde. Ganz im Gegenteil: Die Damen, die sich auf den Aktbildern des 17. Jahrhunderts rekeln, würden heute von Heidi Klum höchstens für eine Elefantenparade gecastet werden. Oder denken Sie an historische Persönlichkeiten wie Winston Churchill oder Ludwig Erhard. Die haben nicht nur in der Geschichte, sondern auch im Sofapolster einen bleibenden Eindruck hinterlassen. Selbst ein strammer Arier wie Hermann Göring glich eher einem kenianischen Nilpferd als einem deutschen Jagdhund. Seine Parole »Kanonen statt Butter« müssen wir wahrscheinlich als Diätplan für korpulente Parteimitglieder interpretieren. Aber bevor mich die Ernährungsberater steinigen: Ja – es gibt heute mehr dicke Menschen als früher.

Aber schauen wir uns die vermeintlichen Fakten an: Wenn man dem Statistischen Bundesamt glauben darf, sind mittlerweile mehr als die Hälfte der Deutschen übergewichtig. Die WHO spricht sogar von einer weltweiten »Epidemie der Fettleibigkeit«. Pommes gelten mittlerweile unter Seuchenexperten als ansteckender als eine Horde ebolakranker Rhesusaffen. Aber schauen Sie sich doch bitte mal in Ihrem Freundeskreis um! Oder beobachten Sie Ihre Arbeitskollegen. Setzen Sie sich in ein Straßencafé und betrachten Sie die Passanten. Haben Sie wirklich den Eindruck, dass jeder Zweite dringend abnehmen müsste? Ich nicht. Meine gefühlte Realität weicht beim Thema Übergewicht so weit von der Statistik ab, dass ich mir die Frage stelle: Was heißt denn eigentlich Übergewicht?

Irrsinn ist Gewicht durch Länge zum Quadrat

Im Allgemeinen gilt man ab einem Body-Mass-Index (BMI) von 25 als übergewichtig, ab einem BMI-Wert von 40 ist man »morbide adipös« oder einfach so fett, dass man als Hüpfburg arbeiten kann. Diese Grenzwerte hat die UNO 1995 festgesetzt.

»Dick« ist also keine Naturkonstante, sondern Definitionssache. Das mussten vor allem die Amerikaner 1998 schmerzhaft erfahren, als die nationale BMI-Grenze dem internationalen Richtwert angepasst und von 27,5 auf 25 heruntergesetzt wurde. Mit dem erschütternden Ergebnis, dass innerhalb eines Tages über 20 Millionen Amerikaner plötzlich zu dick waren. Das muss man sich mal vorstellen, da schlägt man morgens die Zeitung auf und stellt fest, dass man über Nacht fett geworden ist – und das noch vor dem Frühstück! Kein Wunder, dass die amerikanische Gesellschaft an Verfolgungswahn leidet.

Dummerweise sagt der BMI nichts über den Fett- und den Muskelanteil unserer Körpermasse aus, also darüber, ob wir übergewichtig oder vielleicht nur muskulös sind. Wladimir Klitschko ist zum Beispiel mit 1,98 Meter und 111 Kilogramm laut BMI übergewichtig. Für die Frage, ob man wirklich zu fett ist, ist der Body-Mass-Index also nur begrenzt aussagekräftig. Das scheint zumindest die einhellige Meinung von Ernährungsexperten zu sein. Selbst bei Wikipedia ist diese Erkenntnis schon angekommen. Aber ist das nicht witzig? Obwohl der BMI in seiner Aussagekraft höchst zweifelhaft ist, entscheidet er darüber, ob einem Menschen das Kainsmal der Dickleibigkeit auf die Wampe gedrückt wird.

Einige werden jetzt fragen: Wie wird denn dieser verdammte Body-Mass-Index überhaupt berechnet? Ich werde es Ihnen kurz erklären, aber nur, wenn Sie mir versprechen, es anschließend ganz schnell wieder zu vergessen. Also: Der BMI berechnet sich aus dem Gewicht, geteilt durch die Größe im Quadrat. Klingt irre wissenschaftlich, oder? Wie die Relativitätstheorie für Diätberater. Aber auch ein bisschen willkürlich, finden Sie nicht? Warum ist der BMI nicht Größe durch Gewicht zum Quadrat? Oder Gewicht durch Größe zum Quadrat mal die Wurzel aus der Länge der Fußnägel? Nur so ein Gedanke. Wenn man seinen BMI berechnet hat, kann man in einer Tabelle nachschauen und ermitteln, ob man unter-, normal- oder übergewichtig ist. Werte unter 18,5 sind als Untergewicht definiert. Zwischen 20 und 25 ist alles prima. Und wie bereits erwähnt, ab 25 hört der Spaß auf.

Ein Beispiel: Wenn Sie 1,80 Meter groß sind und 85 Kilogramm wiegen, haben Sie nach obiger Formel einen Body Mass Index von 26,23 und sind damit übergewichtig. Rein mathematisch haben Sie jetzt zwei Möglichkeiten. Sie können vier Kilogramm abnehmen, dann wären Sie rechnerisch mit einem BMI von 25 wieder im grünen Bereich. Oder Sie gehen zum Chiropraktiker und lassen sich auf 1,81 Meter Größe strecken. Dann wären Ihre 85 Kilogramm laut BMI vollkommen in Ordnung. Am besten legen Sie noch ein oder zwei Zentimeter drauf, dann können Sie danach Ihren Kühlschrank so richtig vollmachen. Denn diese Erkenntnis formulierte schon der große amerikanische Ökotrophologe Garfield: »Ich bin nicht übergewichtig, ich bin untergroß!«

Vom medizinischen wie gesellschaftlichen Standpunkt aus betrachtet, ist Untergröße viel gefährlicher als Übergewicht. Wie viele Autounfälle passieren, weil der Fahrer mit seinem Fuß nicht an die Bremse kommt? Wie viele kleinwüchsige Wintersportler werden verletzt, weil ihnen das Drehkreuz des Skilifts gegen die Birne rumst? Außerdem sind kleine Menschen psychisch labil, weil sie sich chronisch benachteiligt fühlen und ihre Minderwertigkeitskomplexe aggressiv kompensieren müssen. Durch Untergröße ist schon viel Unglück über diese Welt gekommen. Napoleon – ein Punkt in der Landschaft. Hitler – ein Komma im Lebensraum. Spaßen Sie nicht mit Untergröße. Bekämpfen Sie Untergröße rechtzeitig. Wenn Ihr Kind sowieso schon mit Zahnspange und Einlagen auf Norm getrimmt wird, kommt es auf einen Schienbeinstrecker aus Edelstahl auch nicht mehr an.

Im Lande der Topmodels

Jetzt mögen Sie einwenden, dass die Körpergröße genetisch bedingt sei. Da frage ich: Der Umfang Ihres Körpers etwa nicht? Es gibt dünne Menschen und es gibt dicke Menschen. Es gibt Zwerge und Berge. Solche mit Pferdeärschen und solche mit Storchenbeinen. Mit Apfelbacken oder Knollennasen oder beidem. Des einen Form reift zur Birne, des anderen Wuchs endet als Bohnenstange. Vom Spargeltarzan bis zum Michelinmännchen gibt es eine schier unendliche Vielfalt der Körperformen. Als Gott den Menschen erschuf, muss er einen ungemein kreativen Tag gehabt haben und wahrscheinlich noch ziemlich viel Restalkohol vom Vortag im Blut. Jeder Mensch ist anders gebaut. Das ist durchaus genetisch bedingt. Und das Gewicht ist zu einem großen Teil dieser persönlichen Konstitution geschuldet. Sie glauben mir nicht, richtig? Ich könnte genauso gut behaupten, dass Kopernikus ein Spinner war, Darwin ein faselnder alter

Rauschebart und Einstein sein Patentamt nie hätte verlassen dürfen.

Ein schlagkräftiger Beweis für meine These ist die eklatante Erfolglosigkeit von Diäten. Überlegen Sie mal: Warum gibt es denn Hunderttausende verschiedener Diäten? Warum kommen jedes Frühjahr zig neue Bücher zum Thema Abnehmen auf den Markt? Warum erscheinen jedes Jahr in den Mode-, aber eben auch in Männermagazinen Myriaden neuer Wunderdiäten? Und jedes Mal steht groß dabei: »Die wirkt aber jetzt echt. Klar, letztes Jahr haben wir euch gesagt, ihr müsst Fisch fressen, bis ihr Gräten scheißt. Sorry. Aber jetzt kommt der echte Knüller … Ananas!«

Was denken Sie, warum? Weil alle diese Methoden so gut funktionieren? Kurzfristig mag die eine oder andere Diät wirklich helfen, ein paar Pfunde zu verlieren, doch die neu gewonnene Bikinifigur hält meistens nicht vom Buchen des Badeurlaubs bis zum Antritt der Reise. Denn der ausgemergelte Körper bereitet sich nach Beendigung der diätischen Kasteiung voller Panik auf die nächste Hungerperiode vor und setzt allein beim Anblick von Sachertorte Fett an. Das ist der legendäre und gefürchtete Jo-jo-Effekt, der seine Opfer unbarmherzig in die Gruppe der Aussätzigen zurückkatapultiert.

2005 hat man in Amerika eine große Reihe von Diätprogrammen auf ihren Erfolg hin untersucht. Von großen Anbietern wie Weight Watchers bis zu privaten Selbsthilfegruppen. Das Ergebnis: Bei der erfolgreichsten Diät hatten die Teilnehmer nach zwei Jahren gerade mal drei Prozent ihres Ausgangsgewichts verloren. Nicht mit eingerechnet sind die Teilnehmer, die das Programm vorzeitig abgebrochen haben. Und das war immerhin die Hälfte. Zu Recht. Manche dieser Diäten müssten von der Genfer Konvention geächtet werden. Wenn ich nur Kohlsuppendiät höre, würde ich mich am liebsten sofort nach Guantanamo einliefern lassen. Eine Bekannte hatte von der Kohlkost solche Blähungen, dass sie allein durch die Verdauungsgase, die sie ständig ausstieß, von der Waage abhob.

Offensichtlich gibt es kaum eine uneffektivere Methode abzunehmen als Diäten. Doch selbst wenn man zu noch rabiateren Mitteln greift, sind die Ergebnisse mehr als bescheiden. Eine Zeit lang war es schick, sich den Darm verkürzen oder den Mund versiegeln zu lassen, indem man den Kiefer verdrahtet. Ganz Verzweifelte haben sich angeblich sogar den Kopf einbetonieren lassen. Auch nach einer – igittigitt – Fettabsaugung kehren die meisten Patienten wieder zu ihrem Ausgangsgewicht zurück. (Mit Fettabsaugen lässt sich allerdings clever Geld sparen. Aus einem Kilo menschlichen Fetts können mehrere Liter Biodiesel gewonnen werden. Da heißt es: Im Winter Braten und Torten reinpfeifen, im Frühjahr den Speck absaugen und im Sommer mit der eigenen Plauze im Tank in die Toskana düsen.)

Witzigerweise funktioniert dieser Mechanismus auch in die andere Richtung. Labormäusen implantierten Wissenschaftler künstliche Gewichte. Das Resultat: Die Nager verloren so lange an Körpermasse, bis sie ihr ursprüngliches Gewicht wiederhatten. Viele Forscher vermuten, dass hierfür ein körpereignes Regelsystem verantwortlich ist, der Ponderostat. Er hält unser Gewicht wie ein Thermostat bis auf wenige Kilo konstant. Wenn wir zu wenig essen, bekommen wir Appetit. Wenn wir zu viel gefuttert haben, dampfen und stampfen wir überflüssige Energie in Form von Wärme wieder ab. Das erklärt auch das hitzige Klima in bayerischen Bierzelten. Würden die Jungs dort Grünkernfrikadellen statt Schweinshaxen essen, müssten sie sich nicht ständig eins auf die Fresse hauen, um ihren Kalorienüberschuss loszuwerden.

Folgt man dieser Theorie, ist es extrem schwierig, sein Gewicht langfristig zu reduzieren. Wenn es klappt, dann nur unter schwersten Qualen. Das ist ja das Schlimme beim Abnehmen: Nicht nur der Zuckerspiegel, auch die Laune rutscht in den Keller. Was nützt dir die tollste Figur, wenn kein Mensch mehr etwas mit dir zu tun haben will, weil du immer so nölig drauf bist? Es gibt kaum etwas so Beziehungstötendes wie lange Hungerperioden. Versuchen Sie mal eine Frau, die gerade eine Nulldiät macht, sexuell zu stimulieren. Da können Sie auch gleich einer schlafenden Löwin die Beine epilieren.

Treten wir mal einen Schritt zurück und fragen uns: Worum geht es hier eigentlich? Was ist so schlimm am Dicksein? Geht es um ästhetische Maßstäbe? Weil Dicksein hässlich ist? Sind wir mittlerweile so oberflächlich und infantil, dass wir alle davon träumen, Germany's next Topmodel zu sein? Oder geht es um Askese? Sind Dicke gar eine Bedrohung für die Volkswirtschaft? Weil sie sich wie Heuschrecken an unseren sozialen Sicherungssystemen laben und so den gesellschaftlichen Frieden stören?

So zumindest steht es – etwas geschmeidiger formuliert – im nationalen Aktionsplan gegen Übergewicht der Bundesregierung: »Gesundheit ist nicht nur Voraussetzung für Wohlbefinden, Lebensqualität und Leistung, sondern auch ein Wirtschafts- und Standortfaktor. Darüber hinaus ist sie wichtig für die Stabilität des Generationenvertrages.« Wie bitte? Langt es nicht, dass bei der derzeitigen demografischen Entwicklung meine Rente im Jahre 2050 gerade mal für eine Pommes reicht? Ist jetzt jede Extraportion Mayo ein Verbrechen an künftigen Generationen?

Diese Argumentation ist totaler Unfug. Unter sozialpolitischen Gesichtspunkten sollten wir den Dicken dankbar sein. Wenn ein Mensch mit 65 wegen seiner eigenen Fettsucht explodiert, entlastet er die Rentenkasse deutlich mehr als ein Jogging-Opa, der noch neunzigjährig mit seinem Inhalationsgerät im Schlepptau am Berlin-Marathon teilnimmt. Ohne gesundheitsbeflissenen Menschen ihre Illusionen rauben zu wollen: Auch ihr verpufft am Ende eures Lebens nicht in einer großen Wolke aus Dinkelmehl. Euch rafft der Alzheimer dahin. Bei einem jähen Herzinfarkt hingegen kommen die Krankenkassen um einiges billiger weg.

Vorsicht: Untergewicht!

Außerdem: Ist Dicksein überhaupt ungesund? »Wie bitte, was soll denn solch eine absurde Frage?«, sagen Sie jetzt. Das ist doch eine unumstößliche Wahrheit! Dicksein ist ungesund. Punkt, aus, Micky Maus. Ganz so einfach ist es aber nicht. Eine Studie des amerikanischen Gesundheitsministeriums, also aus dem Mutterland der Dickleibigkeit, zeigt, dass übergewichtige Menschen mit einem Body-Mass-Index zwischen 25 bis 30 etwas länger leben als ihre idealpfundigen Zeitgenossen. Gerade im Alter ist etwas Fett auf den Rippen der Gesundheit sehr förderlich. Was ja auch die Statistik beweist: Nie waren – angeblich – die Menschen so dick wie heute, nie lebten sie länger. Komisch, was? Erst ab einem Body-Mass-Index von 35, also Adipositas zweiten Grades, verkürzt sich die Lebenserwartung wirklich gravierend. Und zu dieser Personengruppe gehören gerade mal 6 % der

Bevölkerung. Schlimm genug. Aber ein Fett-Tsunami, der über Deutschland rollt, ist das auch nicht.

Zumal ich beim Schlendern durch die Fußgängerzonen den Eindruck bekomme, dass, rein medizinisch betrachtet, heute mehr junge Mädels akute Probleme mit Untergewicht haben als mit Übergewicht. Schauen Sie sich die ganzen Topmodels doch mal an! Viele tragen ihr Cartier-Armband mittlerweile als Gürtel, und manche sind so dünn, dass man sie beim Föhnen anbinden muss. Dabei toleriert unser Körper Untergewicht viel weniger als Übergewicht. Wenn ich 30 Kilogramm abnehme, bin ich in kürzester Zeit tot. Wenn ich 30 Kilogramm zulege, passiert erst mal überhaupt nichts. Selbst mit 300 Kilogramm mehr müsste ich mir vielleicht eine neue Badehose kaufen und langfristig würde meine Lebenserwartung sinken. Kurzfristig steigt sie aber: Wenn mich ein Fiat Panda anrumst, ist der Fahrer tot und nicht ich.

Eine Studie des Robert-Koch-Instituts zeigte: Bei etwa einem Fünftel aller 11- bis 17-Jährigen in Deutschland liegt der Verdacht auf eine Essstörung vor. Und laut Angaben der Bundeszentrale für gesundheitliche Aufklärung sind mindestens 100 000 Menschen in Deutschland magersüchtig. Wen wundert das? In Amerika sagten bei einer Umfrage 15 % der Kinder: Hätten sie die Wahl, würden sie lieber einen Arm verlieren als zu dick zu sein. Wie pragmatisch veranlagt manche Kinder doch sind; mit einem Körper ohne Arme ist schließlich nicht gut Kirschen essen.

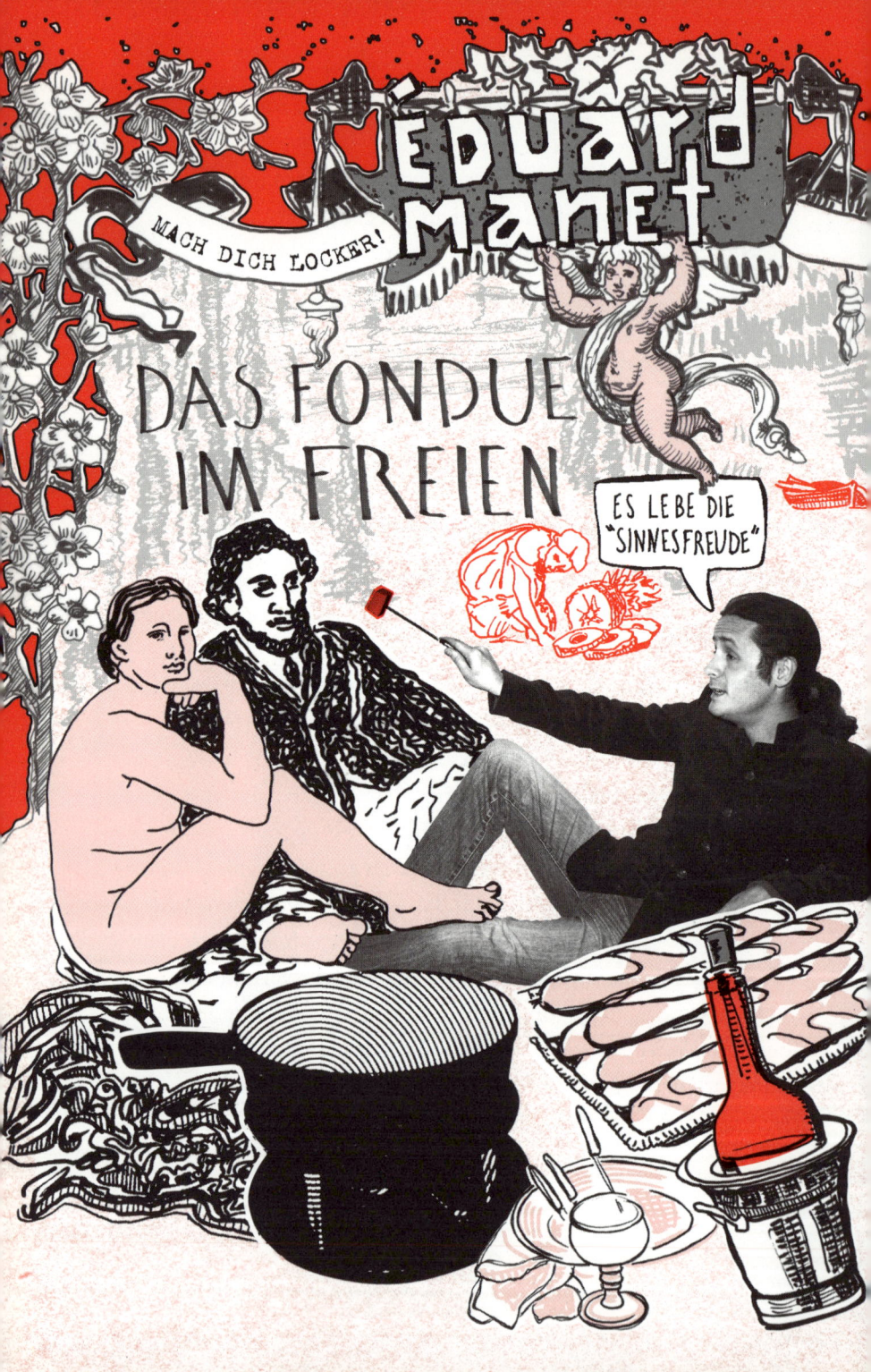

Ein dickes Geschäft

Dicke sind die letzte Gruppe, die man noch offen diskriminieren darf. Sagen Sie doch mal in die Runde: »Nichts gegen Afrikaner. Aber dieses Schwarz ist doch nicht schön.« Sie würden wahrscheinlich gekreuzigt werden. Doch wenn Sie sagen: »Hella von Sinnen, tolle Frau, aber schön ist ihre Figur nicht!« Entrüstung? Fehlanzeige. Niemand würde vermuten, dass Sie in Wirklichkeit nur ein homophober Trottel sind. Auf Dicke darf man einprügeln, weil sie faul und willensschwach und ganz allein für ihre Widerwärtigkeit verantwortlich sind. Das ist zwar, wissenschaftlich betrachtet, ziemlicher Quatsch. Aber wenn der Deutsche aus dem leeren Bauch heraus denkt, hat die Göttin der Weisheit die Klappe zu halten.

Wäre es nicht an der Zeit, umzukehren und innezuhalten? Herauszuschreien: Weg mit der Oberflächlichkeit! Es lebe die Sinnesfreude! Lasst wieder das Herz und den Verstand eines Menschen über dessen Wert entscheiden. Lasst uns wieder das Land der Dichter und Denker werden, wo ein dicker Goethe mit einem molligen Johann Sebastian Bach bei einem herzhaften Käsefondue über das Wesen eines erfüllten Lebens sinniert.

So etwas fordert natürlich kein vernünftiger Mensch. Denn die wirtschaftlichen Kollateralschäden dieser kalorienhaltigen Entspannungspolitik wären viel zu hoch. 200 Millionen Europäer fangen jährlich eine Diät an und geben dabei 93 Milliarden Euro für Diätlebensmittel aus. Wer sollte denn das Zeug kaufen, wenn alle plötzlich mit ihrem Gewicht glücklich wären? Wer sollte denn dann die ganzen Ernährungsratgeber kaufen? Die Halbfettbutter? Molkedrinks? Die Abnehmpillen? Das Speckweg-Pulver? Vom Übergewicht der Menschen ernährt sich eine milliardenschwere Industrie. Und die lebt im wahrsten Sinne des Wortes wie die Made im Speck.

Eine besonders gewinnträchtige Branche ist die Süßstoff-industrie. Vor allem in Amerika. In kaum einem anderen Land werden so viele zuckerfreie Softdrinks geschlabbert. Da reibt man sich verwundert die Augen und fragt: Sind die Amerikaner nicht das Volk der XXXXL-Hosen? Stimmt, Sie können argumentieren, dass die dicksten Menschen am meisten Diätprodukte brauchen. Andererseits werden Süßstoffe nicht nur an Amerikaner, sondern auch an Tiere verfüttert. Hunderte von Tonnen Saccharin landen jährlich in Deutschland in der Futterkrippe. Das macht der Bauer aber nicht, weil eine fette Sau ästhetisch kein schöner Anblick ist, sondern weil er Süßstoff als Masthilfe einsetzt. Denn wenn die Sau Süßstoff bekommt, frisst sie mehr und erlangt schneller ihr Schlachtgewicht. Nicht wenige Experten behaupten, dass dies bei uns Menschen ähnlich sei. Wie das physiologisch genau funktioniert, ist noch nicht ganz geklärt. Aber vielleicht steckt der »cephalische Insulinreflex« dahinter: Sobald Ihre Zunge in Kontakt mit Süßstoff kommt, schmeckt diese »süß« und meldet das Ihrem Hirn. Dieses schmeißt daraufhin die Bauchspeicheldrüse an, es wird Insulin ausgeschüttet, ein Hormon, das den Zucker im Blut abbauen soll. Aber Sie haben ja keinen Zucker gegessen, sondern nur Süßstoff. In Ihrem Blut schwimmt nun viel Insulin, aber kein Zucker. Diesen Zustand nennt man in der Medizin »Unterzucker«. Die Folge: Ihr Körper versucht, den Zuckerspiegel dem Insulinspiegel anzupassen. Sie bekommen tierischen Hunger. Also wundern Sie sich nicht, wenn Sie bei McDonald's nicht aufhören können, Pommes zu fressen. Dank der Cola light sind Sie praktisch schon im diabetischen Koma.

Ist das nicht irrsinnig? Erst redet uns die Diätindustrie ein: Esst weniger. Und dann verkaufen sie uns Diätprodukte, die uns nur noch hungriger machen. Man könnte es auch als schlau bezeichnen. Oder perfide. Oder sadistisch.

Redlicherweise sollte ich aber erwähnen, dass die appetitanregende Wirkung von Süßstoffen bisher noch nicht zweifelsfrei bewiesen werden konnte. Was mich nicht erstaunt: Ich habe das Gefühl, über Nutzen und Sinn von Nahrungsmitteln wird heute nicht mehr von Fachleuten entschieden, sondern von den Trendforschern der Marketing- und Werbeagenturen.

Der wahre Dickmacher

Die Wissenschaft hingegen hat die häufigeren Ursachen für Übergewicht längst herausgefunden. Wissen Sie, was wirklich dick macht? Frauen, Stress und Fernsehen! Klingt erst mal ungewöhnlich, ist aber plausibel. Die größten Dickmacher sind nämlich die Hormone. Ein sinkender Testosteronspiegel führt zum Beispiel zu Gewichtszunahme. Klar, warum werden Bullen seit Jahrhunderten die Hoden abgeschnippelt? Damit der Ochse schneller fett wird. Und die Ehe wirkt unter hormonellen Gesichtspunkten wie eine Kastration. Denn nachweislich sinkt auch bei verheirateten Männern und frischgebackenen Vätern der Testosteronspiegel. Die Natur versucht offensichtlich, den Sexualtrieb zu dämpfen, damit sich das Primatenmännchen um den bereits vorhandenen Nachwuchs kümmert, anstatt weitere Nachkommenschaft zu produzieren. Soweit zumindest die Theorie. Bei Männern wie Boris Becker muss die

Evolution wohl vergessen haben, sie über dieses Konzept aufzuklären.

Noch wichtiger als Testosteron scheint aber in diesem Zusammenhang das Hormon Cortisol zu sein. Dieser Stoff wird von den Nebennieren bei Stress, Angst und Verzweiflung ausgeschüttet. Also den drei grundlegenden Gefühlszuständen in einer normalen Beziehung. Cortisol stellt den Blutzucker bereit, damit der Körper Kraft hat zu kämpfen oder um sich möglichst schnell aus dem Staub zu machen. Bleibe ich Herr der Fernbedienung oder schaue ich das Länderspiel in der Eckkneipe? Oder aus weiblicher Perspektive: Sage ich ihm, dass er die Socken beim Liebesakt ausziehen soll, oder mache ich weiterhin die Augen zu und denke an George Clooney?

Bei chronischem Stress schüttet der Körper Blutzucker en masse aus, ganz so, als wäre er eine Coca-Cola-Abfüllanlage. Die Folge: Ein temporärer Fettspeicher entsteht. Und die größten Fettspeicher sind …? Richtig, der Bauch, die Beine und der Po. Übrigens reagieren schlanke Menschen auf Stress mit einer gemäßigten Cortisol-Ausschüttung. Da das Cortisol den Energieverbrauch nicht kompensieren kann, nehmen sie bei Stress eher ab als zu.

Psychische Belastungen sind also bei vielen Menschen die größten Dickmacher. Mir gefällt diese Vorstellung irgendwie. Vor allem unter sozialpolitischen Gesichtspunkten. Es wird immer wieder gerne betont, dass besonders Kinder aus der Unterschicht zu dick sind. Und warum? Die Antwort scheint klar. Weil ihre Mütter keine Ahnung von gesunder Ernährung haben! Wenn Frau Özmir in ihrer Küche im 23. Stock der Sozialbauwohnung in Berlin-Wedding der modernen Ernährungslehre nur ein minimales Interesse entgegenbringen und statt einer

Fertigpizza auch mal einen Pastinakenauflauf in den Ofen schieben würde, dann gäbe es diese Probleme gar nicht. Bildungsferne bedingt Adipositas. Es gibt sogar Politiker, die deshalb Ernährung als Schulfach einführen wollen. Der kleine Kevin kennt dann zwar den Nährwert von Brokkoli, schreibt ihn aber mit zwei »g«.

Dass Armut keine Entschuldigung für Übergewicht ist und man auch ohne Geld gut essen kann, hat schon Thilo Sarrazin bewiesen. Als Berliner Finanzsenator entwickelte er eigens ein Hartz-IV-Menü. Damit könne sich eine Familie »ausgeglichen und wertstoffreich ernähren«, wie er gegenüber der *Welt* zum Besten gab. Man höre: wertstoffreich. Nicht nährstoffreich. Das ist natürlich viel günstiger: Nährstoffe sind im teuren Obst und Gemüse, Wertstoffe in jedem Gelben Sack. Wenn man vom Joghurt den Becher isst, hat man nur wenige Kalorien, dafür aber viel Wertstoff zu sich genommen. Sarrazin ist ein Diätgenie. Der Hobby-Ökotrophologe, Hobby-Statistiker und Profi-Hetzer hat auch gleich noch vorgerechnet, was so ein ausgewogenes, wertstoffreiches Hartz-IV-Menü kostet: 3,76 Euro. Das ist günstig. Sehr günstig sogar. Pech nur, dass der Tagessatz für Essen für Kinder bei 2,28 Euro liegt. Aber wie gesagt, die sind ja eh zu dick.

Man könnte auf den Gedanken kommen, dass die vermeintliche Dickleibigkeit einkommensschwacher Schichten nicht Symptom eines völlig aufgeblasenen, dekadenten Sozialsystems ist, wo die Armen sich fett fressen, während die Töchter der deutschen Leistungsträger sich zu Tode hungern. Nein, vielleicht sind die zusätzlichen Pfunde eher eine Art proletarischer Kummerspeck. Es mag in den Köpfen einiger rechtskonservativer »Leistung-muss-sich-wieder-lohnen«-Prediger die romantische Vorstellung herrschen, Armut sei ein Schaukeln in der sozialen

Hängematte, in der rechten Hand die Bierflasche, in der linken die Fernbedienung. Doch die Realität sieht anders aus. Armut ist Stress, besonders für Kinder. Denn Kids aus der Unterschicht spüren jeden Tag eine tonnenschwere Last auf ihren Schultern: materielle Sorgen, Zukunftsängste, oft auch Vernachlässigung, zerrüttete Familienverhältnisse etc. Wenn Stress wirklich ein entscheidender Faktor für Dickleibigkeit ist, dann ist es kein Wunder, wenn Kinder in sozialen Brennpunkten aufgehen wie Hefeklöße. Für mich klingt das sehr plausibel. Und auf jeden Fall intelligenter oder bedenkenswerter als eine populistische und überhebliche Unterschichtenschelte à la Sarrazin, der – nebenbei gesagt – als Beamter sein (Berufs-)Leben lang nicht dem Stress einer prekären Situation ausgesetzt war und somit schön schlank bleiben konnte.

Auch mit dem Vorurteil, dass Dicke weniger leisten, sollte an dieser Stelle einmal aufgeräumt werden. Schließlich wurden wir 16 Jahre lang von einem Mann regiert, der ungefähr 40 Saumägen wog, also um die 160 Kilo. Ohne Dicke gäbe es keine deutsche Einheit. Quod erat demonstrandum.

Und wie ist das mit dem Fernsehen? Warum macht eigentlich Fernsehen dick? Auch das soll mit dem Cortisol zusammenhängen. Denn Kinder, die zu viel fernsehen oder Computer spielen, schlafen schlechter. Das hat zumindest die Universität München in einer Studie festgestellt. Im Schlaf nimmt aber der Cortisol-Spiegel ab. Das ergibt Sinn, weil der Körper sich im Ruhemodus befindet. Wer weniger schläft, schüttet mehr Cortisol aus und wird leichter dick. Also, liebe Sportsfreunde: Die *Sportschau* macht dick und nicht das Bier, das Ihr beim Glotzen trinkt!

Bin ich dick oder fett?

Unter den Gesichtspunkten »Stress, Angst und Verzweiflung« ist Übergewicht natürlich ein drängendes Problem unserer Gesellschaft. Aber der Pathologisierung breiter Bevölkerungsschichten und der Pervertierung unseres Essverhaltens durch eine narzisstisch verblendete Gesundheitsindustrie will ich entschlossen entgegentreten. Lasst die Kirche im Dorf und den Dicken am Buffet.

Deshalb biete ich einen Kompromiss an. Lasst uns sagen: Es gibt Fette und Dicke. Das eine ist schlimm, das andere nicht. Zu welcher Personengruppe Sie gehören, wenn Sie denn meinen, einen Ranzen zu tragen, sollten Sie Profis überlassen. Keinen Diätberatern, die Ihnen ihre Methoden und Produkte andrehen wollen, und keinen Männerzeitschriften oder Modemagazinen, die ein Volk von klapprigen Supermodels propagieren. Und schon gar nicht der großbuchstabigen Qualitätspresse, die im Dienste der allgemeinen Volksgesundheit Alarm schlägt.

Der *Spiegel* schrieb übrigens schon 1977, jeder zweite Deutsche sei übergewichtig und das Volk werde immer dicker. Ich prophezeie Ihnen: Auch im Jahre 2030 wird jeder zweite Deutsche zu dick sein und die Nation wird weiterhin immer dicker. Im Jahr 2060 auch. Denn solange Zeitungen verkauft werden müssen, muss der Deutsche dicker werden. Wenn wir bis dahin nicht ausgestorben sind. Denn wie der große Indianerhäuptling Starving Bull sagt: Erst wenn die letzte Diätpille gegessen und die letzte voll entrahmte Milch getrunken wurde, werdet ihr begreifen, dass man Weizenkleie nicht verdauen kann.

→ Mein Tipp

Bevor Sie nicht mit Ihrem Arzt geredet haben, sollten Sie Diätratgeber meiden wie Paul Bocuse die Halbfettmargarine und sich stattdessen lieber ein schönes Kochbuch besorgen. Egal, was Sie tun, kaufen Sie nie Diätprodukte. Wenn Sie wirklich abnehmen wollen, ist das Wichtigste: Machen Sie sich locker. Nichts macht so dick wie die Angst vor dem Essen.

→ Futter für Fortgeschrittene

Wenn Ihr Partner Sie zum Abspecken auffordert, antworten Sie nonchalant: »Gerne Schatz, ich geb nur schnell meinem Scheidungsanwalt Bescheid.« Denn wie wir wissen, macht die Ehe dick. Folglich ist so ein Scheidungsanwalt ein besserer Abnehmtrainer als alle Ernährungsapostel zusammen. Außerdem – wollen Sie wirklich mit einem Menschen zusammenleben, der nicht um jedes verlorene Kilo seines geliebten Wesens trauert?

DIE GESCHICHTE DER DIÄT

Die Geschichte des Abnehmens ist über 2 000 Jahre alt und voller Skurrilitäten. Schon 400 vor Christus empfahl der Arzt Hippokrates schwerfälligen Olympioniken gegen überschüssige Pfunde lange Läufe und das Auslösen von Erbrechen. Außerdem sollten die Sportler möglichst auf einem harten Brett schlafen. Doch wer dachte, kein Problem, dann lege ich mich auf meine Frau – Pustekuchen. Daran hatte das alte Nilpferd gedacht: Sex war auch schwer verboten. Da war er nicht ganz up to date. Offensichtlich wusste er nicht, dass allein ein leidenschaftlicher Kuss schon 20 Kalorien pro Minuten verbraucht. Das heißt, in einer Stunde kann man so 1 200 Kalorien wegknutschen. Wenn man keine Kiefersperre bekommt, versteht sich. Seit Hippokrates sind viele Strategien im Kampf gegen das Körpergewicht hinzugekommen. Einige der schrägsten Methoden habe ich hier in einer kleinen Geschichte der Diäten zusammengetragen.

Die Trink-Diät

Wilhelm der Eroberer (1027–1087) muss so dick gewesen sein, dass er 1066 beschloss, vor seiner Invasion in England noch mal kräftig abzuspecken. Schließlich wollte er ja Eindruck machen bei der englischen Damenwelt, vor allem nachdem er vorher ihre Männer hatte umbringen lassen. Deswegen hat er eine strenge Fastenkur eingelegt. Seinen bestialischen Hunger soll er mit Unmengen von Wein betäubt haben. Diese Idee wurde fast 900 Jahre später von Gardener Jameson aufgegriffen. Der Amerikaner suchte nach einer Abnehmmethode, die ein »Minimum an Willensstärke« verlangte. Sein Buch »The Drinking's Man Diet« wurde 1964 ein Verkaufsschlager mit einer Auflage von 2,4 Millionen Exemplaren in 13 Sprachen. Kein Wunder, denn diese Empfehlung liest man gerne: Fleisch, Fisch, Fett – und harte Alkoholika. Klingt nicht nach Diät, sondern eher wie ein Grillfest in Russland. Lediglich Kohlenhydrate sollten nach der Trinkbehandlung gemieden werden. Doch wie lehrt der Volksmund: In der Not schmeckt die Wurst auch ohne Brot. Wenn Sie aber nach zwei Jahren intensiver Diät doch wieder zunehmen sollten, ist es nicht Ihr Bauch, sondern Ihre Leber, die wächst.

Die Zigaretten-Diät

Was gehört zum guten Suff? Richtig! Eine ordentliche Dosis Tabak. Denn auch dieses Nachtschattengewächs kann für eine Diät förderlich sein. Schon Anfang des 19. Jahrhunderts versuchte der große englische Dichter Lord Byron, sein romantisches Idealgewicht zu erreichen, indem er jede Menge Kautabak konsumierte, um den Hunger zu unterdrücken. Hundert Jahre später bewarb dann Lucky Strike seine Kippen mit »Reach for a Lucky instead of a sweet!« – übersetzt: Lieber Glimmstängel im Gesicht als einen Dauerlutscher. Kritiker weisen natürlich mit einer gewissen Berechtigung darauf hin, dass das Rauchen auch nicht viel gesünder sei als eine schwere Adipositas. Richtig. Aber man macht beim Herzinfarkt einfach eine viel bessere Figur.

Bandwurm-Diät

Im 20. Jahrhundert folgt wieder eine Phase der Entbehrung und der körperlichen Pein. In den 1950ern wurden Dicke in große Schwitzkästen gesteckt und bei 50 Grad für mindestens 20 Minuten langsam gegart. Alternativ setzte man auf pure Gewalt. So versuchten einige Hartgesottene, sich ihre überschüssigen Pfunde wegmassieren zu lassen. Die Fettlappen sollten quasi unter der Haut einfach zerdrückt werden. Es muss sich wie auf der Streckbank der heiligen Inquisition angefühlt haben, nur dass während der Behandlung keine Fragen gestellt wurden. Andere griffen zu noch bestialischeren Methoden. Zum Beispiel die berühmte Sopranistin Maria Callas (1923–1977). Die hat offensichtlich nicht nur der Operette, sondern auch der Yogurette in vollem Maße gefrönt. Um für ihre Auftritte wieder eine Aida-Figur zu bekommen, habe sich die Diva einen Bandwurm in den Darm einpflanzen lassen. Dieses Tier kann die Länge einer Wagneroper erreichen, denn es bringt einen sagenhaften Hunger mit. Also egal, wie viel man isst, der Wurm frisst, was man gegessen hast. Ich habe nie verstanden, wie diese Methode funktioniert. Wenn der Bandwurm fett und rund in meinem Körper wird, nehme ich doch auch zu. Aber die Menschen verlieren wirklich drastisch an Gewicht, wahrscheinlich wie alle kranken Menschen, die sich mit irgendetwas infiziert haben.

Übrigens: Wenn man in Abnehmforen im Internet stöbert, findet man immer noch hier und da Infektionswillige, die nach Bandwurmeierkapseln fragen. Mediziner raten von dieser Wurmkur nachdrücklich ab. So warnt Egbert Tannich, Professor für Parasitologie am Bernhard-Nocht-Institut für Tropenmedizin in Hamburg: »Wenn Sie Eier vom Schweinebandwurm schlucken, schlüpfen daraus Larven, die bis zum Gehirn wandern und dort zu gefährlichen Entzündungen mit Verkalkungen und Krampfanfällen führen können.« Das wirft natürlich die Frage auf, ob die Larven bei Menschen, die freiwillig Bandwurmeierkapseln schlucken, überhaupt ein Gehirn finden können. Also schluckt man den Bandwurm besser nicht in Eierform, sondern im Ganzen und lebend. Das ist ziemlich widerlich. Aber was macht man nicht für seine Karriere. Angehende Ex-Schlagerstars können sich so schon mal für das Dschungelcamp aufwärmen.

Die Bibel-Diät

An der Bandwurmmethode sehen wir, zu welch irrationalen Taten sich Abnehmwillige hinreißen lassen. Doch der Glaube versetzt nun mal Berge, warum also nicht auch Fettpolster. Das dachte sich der amerikanische Prediger Charlie Shedd. Dieser heilige Mann schrieb 1957 die Speck-weg-Fibel *Pray Your Weight Away*. Übersetzt: Bete dein Gewicht weg. Der Dämon der Fettleibigkeit kann also mittels Bibelzitaten, Gebeten und Weihwasser ausgetrieben werden. Zu essen gibt es Fisch, Heuschrecken und wilden Honig – im Grunde eben, was auch Jesus gegessen hat. Welcher fromme Christ hat sich noch nicht in seiner Kontemplation des Kruzifixes gefragt: Wo hat Christus eigentlich diesen Waschbrettbauch her? Daraufhin öffneten sich die Schleusen des Himmels und eine Flut von Bibel-Diäten brach über Amerika herein wie die Plagen im alten Ägypten. Eine Heerschar von Autoren überschwemmt bis heute das Land mit Titeln wie: *Daily Word for Weight Loss, The Hallelujah-Diet* oder *God's Answer to Fat.* Doch mein absolutes Lieblingswerk ist *Help Lord – The Devil Wants Me Fat!* Himmel hilf, der Teufel will, dass ich fett bin! Denn der Kampf gegen die Pfunde ist vor allem ein spiritueller. Er ist das Schlachtfeld Armageddon, wo die Kräfte des Guten gegen die gefallenen Engel der Völlerei kämpfen. Wie jeder Gläubige weiß, ist das zutiefst verderbte Wesen der Dicken dem Herrn ein Gräuel. Die Schwäche des Fleisches muss überwunden werden. Es gibt sogar Gebetsdiätklubs, wo man auf den Knien den Herrn anflehen kann, die Last der Kilos vom sündigen Körper zu nehmen. Wahrscheinlich kann man sich das wie eine Art himmlische Weight-Watchers-Truppe vorstellen.

Die Frage ist nur: Wie geht es weiter? Ziehen fanatische Moslems bald mit einer Koran-Diät nach? Nach dem Motto »Mit der Scharia gegen Fettleibigkeit«? Wer nach dem Nutellaglas greift, verliert seine Finger im Toaster? Osama bin Laden war vielleicht ein Spinner, aber seine Figur war tadellos. Es ist wie so oft: Die Antwort weiß der Himmel!

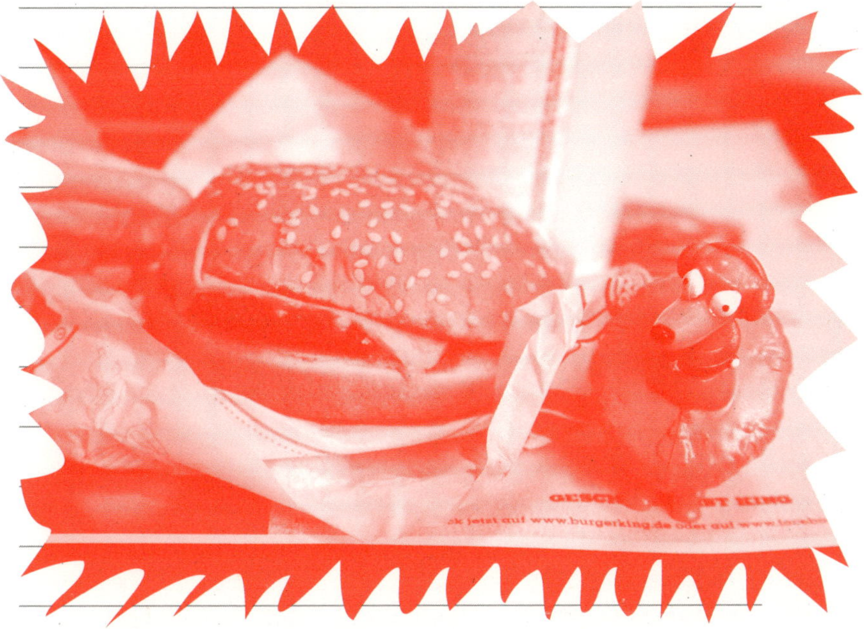

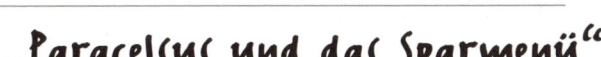

FAST FOOD?
KEEP COOL!

oder: „Paracelsus und das Sparmenü"

KAPITEL-NR.

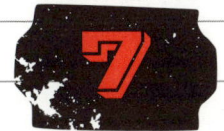

*Tief gebeugt stehen wir über einer sarggroßen Kühltruhe und durch-
wühlen ein Geröll von vereisten Nahungsmitteln, über denen ge-
spenstischer Eisnebel liegt.*

»Tiefkühl-Chicken-Nuggets. Tiefkühl-Pommes. Tiefkühl-Ham-
burger. Da kann man ja seine eigene Fast-Food-Kette gründen!«

»Ich habe gelesen, die Uno will jetzt sogar eine Sondersteuer auf
Junkfood erheben.«

»Klingt wie eine Art Bußgeld für Fett?«

»Tja, vielleicht durchwühlen Gesundheitspolitessen bald deine
Mülltonnen, und für jeden gefundenen Pizzakarton gibt's einen Strafzettel.«

»Rauchverbote. Fahrradhelmpflicht. Und jetzt kommt noch
Zwangsernährung dazu. Deutschland – ein totalitärer Ge-
sundheitsstaat!«

»Aber McDonald's wäre endlich eine kriminelle Vereinigung!«

»McDonald's ist jetzt schon eine kriminelle Vereinigung.«

Die Not des Handlungsreisenden

Tatsächlich behaupten nur sehr dogmatische Fast-Food-Kritiker
heute noch kategorisch, dass das Essen bei McDonald's per se
ungesund sei. Natürlich darf man es nicht übertreiben. Über-

treiben kann man es mit allem. Wenn man ein Jahr lang nur Vollkornbrei isst, stirbt man bestimmt qualvoller als an einer Überdosis Hamburger. Bei McDonald's wird das Frittierfett sicher öfter gewechselt als in irgendeiner Bahnhofskneipe. Ihr Lieblingsitaliener schenkt auch überzuckerte Softdrinks aus. Und die Soße, die manches gutbürgerliche Restaurant über den Spargel schüttet, ist auch nicht handgerührt. Das kann ich Ihnen versichern. Außerdem müssen Sie bei McDonald's keine Hamburger oder Pommes kaufen. Da gibt es mittlerweile auch Salat und Fruchtjoghurts. Also Lebensmittel, die im Verdacht stehen, gesund zu sein. Als mir zum ersten Mal ein McDonald's-Angestellter eine Flasche Biomilch reichte, kam mir das vor, als ob ein Drogendealer neben Hasch, Crack und Koks plötzlich auch Alnatura-Karotten aus dem Mantel zauberte.

Ich muss zugeben: Berufsbedingt komme ich ziemlich oft in die Versuchung, nach dem großen gelben M zu fahnden. Als Kabarettist bin ich ja ständig unterwegs, und die tägliche Nahrungssuche ist eine echte Herausforderung. Jeden Tag schlägt man sich an einem anderen Ort wie ein steinzeitlicher Mammutjäger völlig verloren durch den Großstadtdschungel, ohne den blassesten Schimmer zu haben, wo es etwas Gescheites zum Futtern gibt. Dann wird die Zeit knapp, der Zug kommt in zehn Minuten, Panik bricht aus, der Zuckerspiegel kollabiert, der Speichelfluss verstärkt sich, die Hände zittern, Schweiß bricht aus … und dann …? Stehe ich doch wieder bei McDonald's!

Kurz darauf sitze ich im Zug, und mir ist so schlecht, als würde ich mit einem Tretboot auf einem karibischen Sturm reiten. Wissen Sie, in der Lebensmittelchemie unterscheidet man vier Aggregatzustände: flüssig, fest, gasförmig und hamburgerartig. Hamburgerartig ist so eine Art hochviskose Partikelwolke mit der Gravitationskonstante eines schwarzen Lochs. In der Hand zerfällt ein Burger schneller als Strontium, im Magen dagegen liegt er quer, als hätte die Mafia einen mit Stahlbeton abgefüllt und im Meer versenkt. Dabei sagt McDonald's: Ein Hamburger hat nur 7 Prozent Fett – weniger als ein Butterbrot! Das mag ja durchaus sein, aber ein Butterbrot gab's von der Mama selten mit einem Liter Cola und fünf Pfund Pommes dazu.

Denn genau hier schlummert die Gefahr: Man kauft mehr, als man will. Oder haben Sie schon mal eine Bedienung sagen hören: »Was? Du Rollmops willst einen Big Mac? Du bekommt einen Gartensalat und einen Plastikeisbecher – zum Anschauen!« Nicht? Tja, man kriegt immer mehr, als man will. Man bestellt einen Veggie-Burger und eine kleine Cola, und prompt fragt die Kassiererin: »Als Menü?«

»Äh, als Menü???« Ich denke noch, oh, wie vornehm, hier werden die Softgetränke noch in Karaffen dekantiert, und sage: »Warum nicht? Klar!«

»Spar oder Super?«

»Was Spar oder Super?«

»Spar- oder Super-Menü?«

»Wo liegt der Unterschied?«

»In der Größe der Pommes!«

»Ich hab keine Pommes bestellt!«

»Wir können die Pommes auch gern gegen einen Muffin tauschen.«

»Aha!«

»Und?«

»Was UND …???«

»Was möchten Sie?«

»Einen Veggie-Burger und 'ne Cola!«

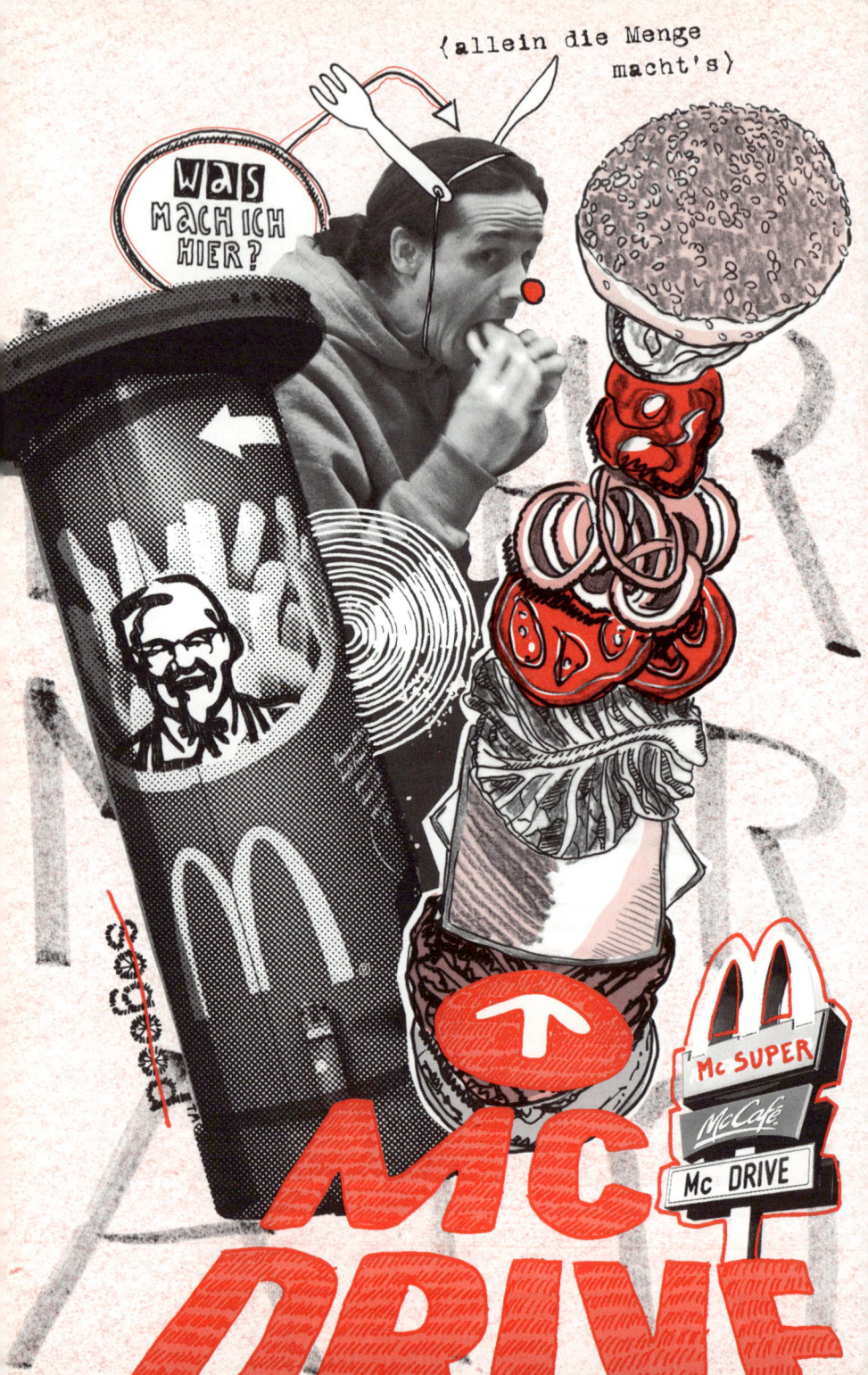

»Das ist doch dabei!«

»Dann geben Sie es her!«

»Erst muss ich wissen, ob Spar oder Super!«

»Veeeeggi-Burger und Coooola!«, probiere ich es noch einmal auf die autistische Art.

»Sie wollten doch ein Menü!?«

»Ja, aber mir ist es herzlich egal, ob die Cola als Aperitif oder als Digestif serviert wird.«

»Gut, Veggie-Burger und Cola«, wiederholt sie freundlich.

»Super«, sage ich erleichtert.

»Also das Super-Menü.« Und schon steht ein Tablett mit einem Gemüseburger, einem halben Liter Cola, einem Salat und einer riesigen Portion Pommes vor mir, was ich dann alles brav verputze. Aber von wegen Fast Food! Allein in der Zeit, in der ich hier bestelle, hat mein Lieblingsitaliener schon 20 Ravioli gefaltet, gegart und mit einem Tischfeuerwerk serviert.

Darf mein Kind zu McDonald's?

Aber auch wenn ich persönlich das große gelbe M nicht mehr sehen kann, ist in mir das Urteil gereift: Fast Food ist nicht toll, aber auch nicht der Beelzebub im Gewand eines Ronald-McDonald-Clowns. Zumindest, was die Gesundheit betrifft. Natürlich weckt Fast Food unseren angeborenen Appetit auf alles Salzige, Fettige und Süße. Richtig. Aber in diese Falle kannst du auch im gutbürgerlichen Gasthof Lamm tappen.

Generell neigen wir sehr dazu, einzelne Nährstoffe wie Fett und die Kohlenhydrate zu dämonisieren und dabei die Gesamtheit unseres Essverhaltens aus den Augen zu verlieren. Wie lehrt der alte Paracelsus: »Ein jeglich Ding ist Gift, allein die Menge macht's!« Aber das gilt für Fett und Zucker nicht weniger als für Proteine und Vitamine. Die Dosis entscheidet über Fluch oder Segen. Wenn Sie Ihre Kinder 364 Tage im Jahr einigermaßen gesund durchfüttern, dann können Sie sie auf dem Weg in den Italienurlaub auch mal mit Pommes und Milchshakes ruhigstellen.

Und stecken Sie nicht zu viel Energie in den Versuch, Ihren Kindern den Fraß auszureden. Sie erreichen nur das Gegenteil. Sehen Sie die Sache realistisch. Spätestens in der Pubertät werden Ihre Kinder mit den Kumpels so oder so zu McDonald's schlurfen. Denn Fast Food ist nun mal der erhobene Mittelfinger im Gesicht der bürgerlichen Esskultur. Die einzige Chance, die Sie vielleicht haben, ist, Ihren Kinder beizubringen, dass es einen krasseren, geileren und abgefahreneren Burger gibt: nämlich den von McMama's (oder McPapa's).

→ Mein Tipp

Wenn Ihre Kinder sich vor der nächsten McDonald's-Filiale auf den Boden schmeißen, strampeln und nach Burger und Pommes schreien, bleiben Sie ruhig und sagen Sie: Ihr Lieben, Ihr bekommt euren Burger, aber den machen wir zu Hause. Und wenn Ihre Kindern dann kontern: »Und was ist mit Chicken Nuggets?« Da antworten Sie: »Kann ich besser!« Ein paar Hühnerbruststücke in Paniermehl zu wälzen und dann in eine fetttriefende Pfanne zu hauen ist schließlich kein Kunststück. Wenn die Blagen daraufhin verschlagen einen McRib bestellen, lächeln Sie und kneten ein viereckiges Hacksteak aus Schweinefleisch, bevor Sie es in Barbecuesoße ertränken. Wenn daraufhin der Einwand kommt, aber beim Mäc seien doch gerade Schweizer Aktionswochen, legen Sie einfach eine Scheibe Edamer und eine Kartoffelrösti auf eine Frikadelle, und fertig ist die McHütten-gaudi. Und wenn die Bagage dann noch einen McSunday-Eisbe-cher mit Schokosoße verlangt … können Sie sie immer noch zur Adoption freigeben!

→ Futter für Fortgeschrittene

Und jetzt an alle Erwachsenen, die wie ich viel unterwegs sind und Gefahr laufen, in Reichweite multinationaler Fraßfabrikan-ten zu stolpern: Reaktivieren Sie Ihre BBB, Ihre Butterbrotbox. Es muss ja nicht die mit ›Hello Kitty‹ drauf sein. Haben Sie das Gefühl, die Hotelpreise seien völlig überzogen, revanchieren Sie sich und stopfen das Frühstücksbuffet in den Rimowa-Koffer. Ich habe sogar den alten Thermophor meines Opas herausge-kramt. Jetzt bin ich endlich vollkommen unabhängig. Neulich hab ich mir vor meiner Abreise zwei Liter selbst zubereiteten Grünkohleintopf abgefüllt. Sie können sich meine Freude gar nicht vorstellen, als ich im ICE von Köln nach Hamburg die Kanne aufgeschraubt habe. Das war ein Fest. Und das Schönste war: Ich hatte das ganze Abteil für mich allein.

HÜTTENGAUDI – EINE ABRECHNUNG

Diese Woche habe ich es mal so richtig krachen lassen. Dreimal war ich zu Gast bei einem Spitzenkoch der Extraklasse – er hat einen Michelin-Stern, drei Hauben von Gault-Millaut und vier Kochlöffel vom Schlemmeratlas. Ich war bei Alfons Schuhbeck! Mein Kassler mit Chiliwirsing aß ich im ICE 374 nach Frankfurt, an meinen Rindsrouladen würgte ich im IC 2026 nach Hagen, und mein Linseneintopf rutschte mir in einer Kurve irgendwo im Sauerland auf die Hose. Wahnsinn, wie der Schuhbeck das schafft? Der arme Mensch muss wirklich irre viel unterwegs sein. Und obwohl die Mahlzeit in einem muffigen Bordrestaurant serviert wurde, muss man sagen, das Essen war gar nicht mal so gut. Aber tatsächlich ohne Geschmacksverstärker, wie ich der beigelegten Broschüre entnehmen konnte. Sehr löblich, denn gerade den Chiliwirsing musste man im Geschmack definitiv nicht verstärken, wenn Sie mich fragen.

Der Schuhbeck ist ein Meister seines Faches. Wie er aus einfachsten Zutaten die raffiniertesten Gerichte zaubert. Da nimmt er etwas modifizierte Stärke hier, eine Handvoll Sahnepulver da. Fügt einen Hauch Hefeextrakt hinzu, rührt unter Zugabe von feinen, aber nicht näher deklarierten Aromen alles mit drei Prozent (!) gefriergetrockneten Pilzen zusammen und voilà! Fertig ist die Champignoncremesuppe à la Schuhbeck. Wer mir nicht glaubt, kann in den Supermarkt gehen. Die Schuhbeck-Dosen

stehen meist irgendwo zwischen »Westfälischem Bohnenein-
topf« und »Feuerzauber Texas«. Aber das ist ja das Schöne am
Schuhbeck: Er ist auf dem Boden geblieben. Gerade und schnör-
kellos kocht er. Nicht »geschnackselt«, wie er selbst über den
Kochstil seiner Kollegen urteilt. Keine Auster im Kresseschaum.
Keine Trüffel im Topinamburbett. Keine Erbse im Handstand.
Wasser. Salz. Aroma. Passt!

Große Köche wie er haben bewiesen, dass ungezügelter Ge-
schäftssinn und gutes Essen keine unüberwindlichen Gegen-
sätze sein müssen, sondern nur lediglich sein sollten. Denn Köche sollten Geld verdienen dürfen. Das ist doch nur recht und
billig. In einer modernen Leistungsgesellschaft ist eine unver-
krampfte Einstellung zu Profit schließlich eine hohe Tugend.
Und wer jetzt dem Schuhbeck seine Bücher unter die Nase hält,
in der die Bedeutung von »frischen Zutaten« und der »regionalen Küche« gepriesen wird, der verhält sich kleinlich und
rückwärtsgewandt. Wer sagt denn, dass die Sahne nicht frisch
pulverisiert wurde? Oder dass der Hefeextrakt nicht aus heimi-
schen Pilzkulturen stammt? Solche Korinthenkacker wirken auf
mich bigott. Wir leben in einer liberalen Gesellschaft, in der
offen diskutiert werden darf, ob Prostitution als staatlich aner-
kannter Beruf zugelassen werden sollte. Da sollte doch auch ein
Koch die Möglichkeit bekommen, ohne finanzielle Notwendigkeit die eigene Überzeugung zu verkaufen.

Doch, lieber Herr Schuhbeck, falls Sie dieses Buch lesen (was
natürlich nicht der Fall ist, da Sie ein hoch beschäftigter Mann
sind und wahrscheinlich so bodenständig und »ungeschnack-
selt«, dass Sie in langen, einsamen Nächten Ihre Fertigsuppen
selbst in die Dosen füllen), dann hätte ich dennoch eine Frage:
Gibt es nicht für alles Grenzen? Haben Sie nicht auch schon für

McDonald's geworben? Falls sich mein müdes Hirn nicht irrt, nannte sich die ganze Aktion »Hüttengaudi«. Das ist an sich noch gar nicht so schlimm. Im Gegenteil, ich bewunderte eher Ihre erstaunliche Begabung, sich in aller Öffentlichkeit lächerlich zu machen. Aber dass Sie dabei mit Uli Hoeneß paktierten, dafür muss ich Ihnen heute noch einen scharfen Verweis erteilen. Verkaufte dieser Wicht doch tatsächlich bei McDonald's »Nürnburger«. Sie lesen richtig: Nürnburger. Ein Nürnburger ist ein Ciabattabrötchen mit Nürnberger Würstchen und bestrichen mit irgendeinem Senfschleim, der fatal an Auswurf erinnert. Ciabatta! An sich schon eine Blasphemie. Ein Nürnberger Würstchen kommt nicht ins Ciabatta, sondern ins Weckla. Und zwar seit Jahrtausenden. Für mich als Franken hört da der Spaß auf. Unfassbar! Ein Schwabe wie Uli Hoeneß erdreistet sich, mit seinen fettigen Wurstfingern nach dem fränkischen Regionalheiligtum zu grabschen, selbiges in ein lasches Industriebrötchen zu quetschen und dann bei einer amerikanischen Fast-Food-Kette zu verscheuern. Nürnburger bei McDoof. Was kommt als Nächstes? Silvaner im Pappbecher? Wenn Ihr Schwaben eine Kochkultur besudeln wollt, macht das bitte mit Eurer eigenen. Dann macht »Ländlegaudi« mit Linsen-Spätzleburger und McSchupfnudeln-Sticks. Ich sage es, wie es ist: Menschen wie Uli Hoeneß sind die Sargnägel der deutschen Esskultur. Und das geschieht alles vor Ihren Augen, Herr Schuhbeck. Doch statt diesem Frechling den Kopf in die Fritteuse zu stecken, grinsen Sie nur dämlich in die nächste Kamera!

Darum sage ich: Kehre um, Alfons, und tue Buße. Gehe in die Wüste, nähre dich von Heuschrecken und wildem Honig. Wir rufen dich, wenn die deutsche Gastronomie dich wieder braucht. Das kann aber noch dauern.

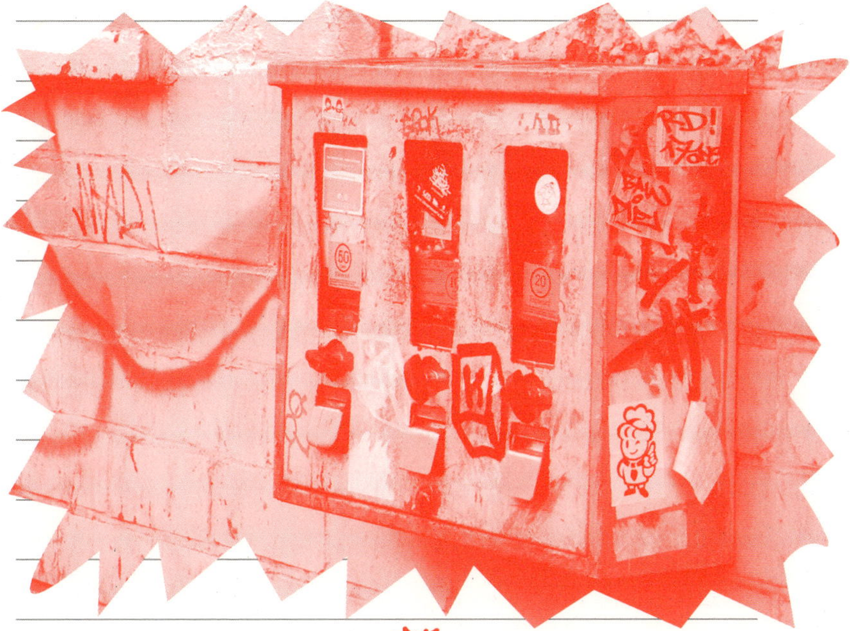

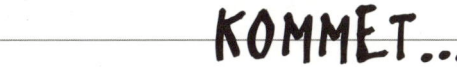

IHR KINDERLEIN, KOMMET...

oder: „Fruchtzwerge im Zucker-Rausch"

KAPITEL-NR.

8

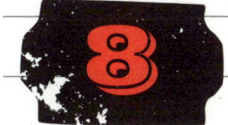

Quietschbunte, schrille, knisternde Packungen, bedruckt mit Tierchen, Früchtchen, Männchen und Monsterchen, wohin das Auge blickt: Die Süßwarenabteilung. Unsere Augen beginnen zu leuchten.

»Da lacht mich meine Kindheit an: Saure Pommes. Süße Mäuse. Cola-Fläschchen. Happy Cherries … das gab es schon vor 30 Jahren!«

»Schwimmbad-Futter. Für 20 Pfennig erhielt man eine randvolle Tüte buntes, süßes Glück!«

»Und das waren auch noch ehrliche Produkte. Hier: Haribo-Erdbeeren. Bestehen laut Verpackung aus Zucker, Glucosesirup, Gelatine, Säuerungsmittel, Farbstoff und Aroma! Fertig.«

»Na ja, Philipp … ›Nimm zwei‹ gab es damals auch schon. »Mit wertvollen Vitaminen!« Und allein die ersten drei Zutaten sind: Zucker, Glucosesirup und Glucose-Fruktose-Sirup.«

»Die zugesetzten Vitamine braucht man, um den Zuckerschock zu verkraften.«

»Dann ist auch noch Sorbitsirup drinnen! Das ist ein Süßstoff.«

»Warum muss man ein Produkt, das praktisch nur aus Zucker besteht, auch noch süßen?«

»Schau mal. Wasser-Eis. Dass es das in Zeiten des Magnum-Mandel-Fruit-Temptation-Joghurt-Fresh-Wahnsinns noch gibt.«

»Zwei Pfennige hat damals eine Stange gekostet.«

»Natürlich. Kleiner Preis, aber eine riesige Gewinnspanne. Man braucht zur Herstellung nur Wasser, Farbstoff und Aroma. Die Produktkosten liegen wahrscheinlich bei 2 hoch minus 26 Cent.«
»Vor allem Erdbeere hat fies geschmeckt wie ... wie ...«
» ... ein Chemie-Unfall!«
»Genau. Aber als Kind steht man drauf.«

Blasen im Kopf – Tee im Bauch

Ja, Kinder lieben Chemie. Meiner Nichte steht zum Beispiel total auf Bubble Tea. Kennen Sie das? Dieses Gesöff kommt aus Taiwan und verbreitet sich gerade schneller in Europa als die asiatische Grippe. Nur dass es gegen Bubble Tea noch keinen Impfstoff gibt. Doch Bubble Tea ist das Trendgetränk des Jahres 2012. Es ist sozusagen in aller Munde. Oder besser in aller Mägen. Wobei ich es persönlich sehr schwierig finde, das Zeug auch in selbigem zu behalten.

Als ich zum ersten Mal davon gelesen habe, dachte ich mir: »Was der Lifestyle für seltsame Kapriolen schlägt. Blasentee-Trinken wird schick!« Bubble Tea – das gefällt mir nicht. Ich bin kein Teetrinker. Vor allem Grüntee ist mir völlig suspekt. Unbehandelte Teeblätter!? Das heißt, sie sind voller Gerbstoffe, Bitterstoffe, Alkaloide ... Grüntee ist doch hoch aggressiv, oder warum sehen Sozialpädagogen immer so fertig aus? Aber meine Nichte hat gesagt: Bubble Tea ist anders. Also haben wir es probiert. Sie hatte einen kalten »Greenapplegreentea mit Poppingbobaspeach ohne Pearls« und ich einen warmen »Blackcurrant Blacktea mit

Poppingbobasmango mit Pearls«. Das glaube ich zumindest. Bei der Bestellung hab ich mich etwas dämlich angestellt. Wie demütigend: Da habe ich Chemie studiert und weiß, wie man N-(4-methylsulfanyl-butyl)phthalimid kocht, aber bei Bubble Tea musste ich mir von meiner Nichte helfen lassen.

Denn einen Bubble Tea in einem Bubble-Tea-Laden zu kaufen ist gar nicht so einfach. Erst muss man sich aussuchen, ob Grün- oder Schwarztee. Wenn man Glück hat ... Wenn man Pech hat, muss man auch noch zwischen Milch, Joghurt und sogar Kaffee entscheiden. Danach wählt man einen aromatisierten Fruchtsirup aus. Es gibt eigentlich alles: Strawberry, Raspberry, Gooseberry, Pear, Melon, Cherry, Plum ... Wenigstens lernen die Kids auf diese Weise ein bisschen Englisch. Abschließend sucht man sich die »Toppings« aus. Denn das ist das Besondere am Bubble Tea: Der Brechreiz wird gleich doppelt ausgelöst. Einerseits durch den Geschmack, andererseits durch viele, kleine, glitschige Kügelchen, die sich anfühlen, als würden viele kleine, glitschige Kinderhände ihre Fingerchen tief in deinen Hals stecken. Zwei Sorten dieser »Toppings« stehen zur Auswahl: Das eine sind Tapioka Pearls. Kein Witz: TAPIOKA! Das gab es früher nur in sehr gut sortierten Reformkostläden. Aber nicht mal der durchgeknallteste Seitan-Seppl wäre auf die Idee gekommen, den auch noch in seinen Yogi-Tee reinzuhauen. Die Tapioka Pearls schmecken eigentlich nach nichts, was im Falle von Bubble Tea aber absolut positiv zu bewerten ist. Denn da gibt es noch die »Popping Bobas«. Das sind wabbelige Bällchen, gefüllt mit bonbonfarbigem Zuckerschleim. Sie flottieren in der Flüssigkeit, als hätte ein Frosch in den Becher gelaicht. Und beim Trinken? Stellen Sie sich einfach vor, wie ein riesiger Pickel auf Ihrer Zunge zerplatzt! So ungefähr ... Auch hier gibt es von

»A wie Ananas« bis »Z wie Zink« jede Geschmacksrichtung, nach der das jugendliche Herz dürstet. Am Ende dieser ganzen Prozedur angekommen, wird man auch noch vor die Wahl gestellt, ob man das Ganze heiß oder kalt serviert haben will. Die finale Krönung: Das Gesöff wird wie infektiöser Krankenhausabfall in Plastikbehältern luftdicht verschweißt. Fertig.

Auf diese Weise kann man Hunderte Varianten von Bubble Teas mixen. Und das alles hat für die Hersteller von Bubble Tea einen großen Vorteil. Von Rechts wegen ist das Getränk nämlich als »lose Ware« zu betrachten. Schließlich wird es ja erst unter den Augen des Käufers endgültig fertig gemixt. Für den Verbraucher allerdings hat das eine fatale Konsequenz: Die Inhaltsstoffe des Getränks sind damit nur »vermindert deklarationspflichtig«. Egal, ob Konservierungsstoffe, Säuerungsmittel, Weichmacher oder Stabilisatoren, sie müssen nicht extra angegeben werden. Schließlich mischt man sich seinen Schierlingsbecher selbst.

Wobei man nicht behaupten kann, Bubble Tea gäbe vor, etwas zu sein, was es nicht ist. Natürlich ist in seinem Namen das Wort »Tee« enthalten. Doch das ist wohl eher als morbider Scherz seiner asiatischen Erfinder zu verstehen, der sich dem mitteleuropäischen Humorverständnis entzieht.

Denn alles an Bubble Tea sagt: »Ich bin künstlich. Ich bin so künstlich, dass dagegen die Künstlichkeit selbst natürlich scheint. Meine Farbe variiert von Cadmiumgelb bis Kobaltblau. Meine Konsistenz ist sowohl kaugummiartig als auch schmierfettig als auch nasenschmodderglibbrig. Und wenn du mich trinkst, werden meine Fruchtaromen in deinen Neocortex fahren wie der Heilige Geist der Aromastoffe an Geschmackspfingsten! Ich bin von Kopf bis Fuß reine Chemie. Ihr Eltern werdet mich hassen, aber eure Kinder werden mich lieben.«

Voll auf Zucker

Und das liegt vor allem am Zucker. Denn Bubble Tea ist süß: sehr süß. Schmerzhaft süß. Geradezu tödlich süß. Man hat das Gefühl, dass man beim Trinken von innen kandiert. Deswegen ist Bubble Tea vor allem bei Kindern und Jugendlichen beliebt. Bis zu 30 Würfelzucker sind in 200 ml Tee aufgelöst. Aber das ist der älteste Trick der Lebensmittelindustrie: Wenn man etwas verkaufen will, muss man nur genug Zucker reinhauen. Vor allem, wenn der Zielkonsument ein Kind ist. Wie macht man Molke (ein Abfallprodukt der Milchindustrie, das man früher nur an Schweine verfüttert hat) zu einem hippen Sportgetränk? Die Antwort: Zucker. Wie scheffelt man mit gefärbter Gelatine Milliardengewinne? Zucker. Wie verkauft man an Kinder unter dem lustigen Namen Alcopops billigen Industriealkohol, den nicht mal der blindeste ukrainische Schwarzbrenner saufen würde? Zucker. Kennen Sie das Lied aus dem Musical *Mary Poppins?* »Wenn ein Löffelchen voll Zucker bittere Medizin versüßt ...« Als Kind habe ich diese Frau geliebt. Heute weiß ich, die Schlampe war Lobbyistin der Lebensmittelindustrie!

An diesem Heißhunger auf alles Süße ist offensichtlich auch unsere Biologie schuld. Zucker war in der Zeit unserer Ahnen ein rares und seltenes Gut. Selbst in Beeren und Früchten steigt die Zuckerkonzentration nur selten in schwindelerregende Höhen. Vielleicht hat der Steinzeitmensch mal eine Honigwabe gefunden und vor Freude gegrunzt. Denn Honig enthält bis zu 80 Prozent Zucker. Das war eine seltene Energiebombe im kargen Speiseplan unserer Urverwandten. Und es war eine verdammte Arbeit, das Zeug zu finden. Einem Mammut den Speer in den Leib zu rammen bringt »thrill« und »fun«, aber sich beim

Beerenpflücken die Bandscheibe zu ruinieren fanden schon die Neandertaler doof. Deshalb hat der Körper ein raffiniertes Belohnungssystem entwickelt. Beim Verzehr von zuckerhaltigen Nahrungsmitteln wird Serotonin ausgeschüttet. Das ist ein Stoff, der Glücksgefühle im Menschen auslöst. Mit diesem Stimmungshormon wollte der Körper unserem affenähnlichen Primatenvorfahren signalisieren: »Zucker, geil! Iss! Iss! Schnell! Schnell! Bevor dein Höhlenmitbewohner was davon mitbekommt …« Und an diesem Mechanismus hat sich im Laufe der Jahrtausende offenbar nicht viel geändert. Wir sind süchtig nach Zucker. Wir sind geborene Zuckerjunkies.

Doch heute gibt es Zucker im Überfluss. Wie wir in dem Kapitel über »Fast Food« gelernt haben, wird dieser im Grunde segensreiche Nährstoff in übergroßen Mengen zum echten Problem. Zu viele Saccharide machen dick, kariös und zuckerkrank. Das dürfte schon beim größten Ernährungsvollpfosten angekommen sein. Was die wenigsten wissen: Zucker in hohen Dosen macht offensichtlich auch noch doof. Das ergeben zumindest Studien aus den USA. Wenn man Ratten sechs Wochen hoch konzentrierte Zuckerlösung zu saufen gibt, verlieren sie ihre Orientierungsfähigkeit. Vielleicht erklärt das auch Deutschlands mieses Abschneiden bei der PISA-Studie. Deutsche Schüler sind vielleicht nicht blöd, sie finden einfach nicht mehr den Weg zur Schule.

Pom-Bär, Pudding-Paula und andere Mistviecher

34 Kilo Industriezucker isst der Deutsche mittlerweile pro Jahr, Kinder oft noch mehr. Die Verbraucherschutzorganisation Foodwatch untersuchte kürzlich circa 1500 Kinderlebensmittel-Produkte. Ergebnis: Fast drei Viertel der Produkte fielen unter die Abteilung »süße und fettige Snacks«. Nur knapp zwölf Prozent konnten der sogenannten »grünen« Kategorie zugeordnet werden, bestehen also aus Obst, Tomatensoßen, Fruchtsäften und Saftschorlen.

Dem »normalen« Zuckerkram ist das Stigma der Sündhaftigkeit so oder so auf das Etikett gedruckt. Deshalb wird er von den meisten Eltern nur dosiert verteilt, zum Beispiel im Rahmen von festlichen Anlässen oder extrem verzweifelten Erziehungsmaßnahmen. Die Palette von Lebensmitteln, die speziell für Kinder angeboten werden, geht aber weit über herkömmliche Süßigkeiten hinaus und reicht von Milchprodukten über Frühstücksflocken bis hin zu Fertiggerichten. Es gibt sogar eigene Kinder-Fleischware. Ich denke da an »Leo Lausemaus Salami«. Allein für die Namenswahl gehören die Hersteller erschlagen! Oder Bärchen-Wurst. Das Unternehmen will damit natürlich sagen: Iss die Wurst, denn auch der knuffige Bär auf der Verpackung isst diese Wurst. Doch die Aussage ist natürlich nicht nur falsch, sondern auch gefährlich. Denn Kinder glauben diesen Quatsch. Ich möchte nicht wissen, wie viele Kinder in Indien jährlich gefressen werden, weil sie von Kellogg's gelernt haben: »Keine Angst. Der beißt nicht. Tiger stehen nur auf Frosties!« Es gibt übrigens auch Kinder-Tütensuppen, zum Beispiel die Gespenstersuppen von Maggi. Da sind sowohl der Geschmack als auch die Zutaten echt gruselig.

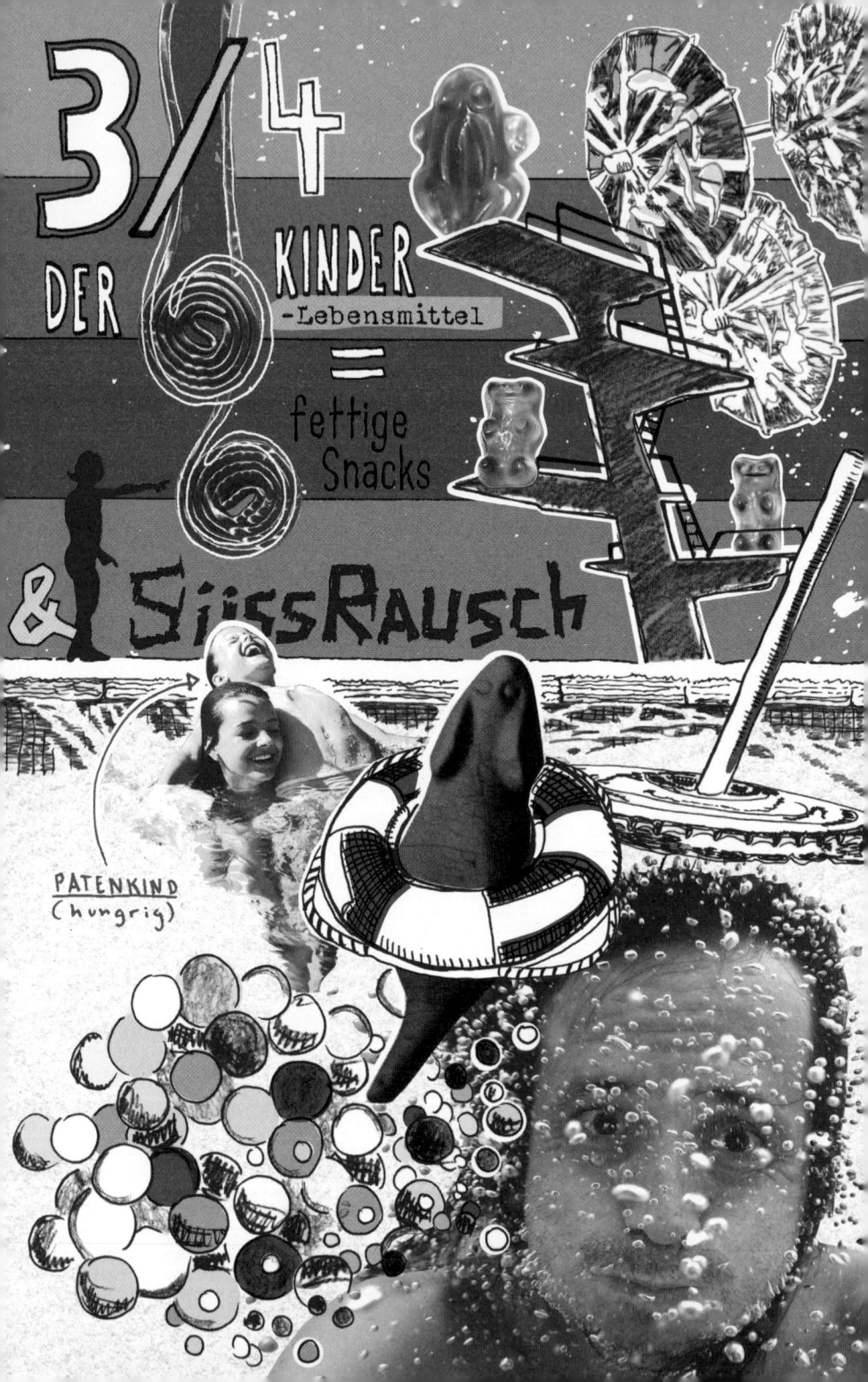

Aber jeder, der schon mal mit Kindern durch einen Supermarkt gelaufen ist, weiß: Die Kinder sind verrückt nach Pudding-Paula und Konsorten. Überall lachen dich lustige Tierchen, Prinzessinnen und Drachen von den Joghurtbechern und Kakaoflaschen an. Die Produkte sind bunt und lustig geformt. Alles sieht so lieb und sanft und gut aus. Jede Verpackung ist ein raffiniertes Marketinginstrument, entwickelt von hoch dotierten Werbepsychologen, das das Unterbewusstsein unserer Kinder mit der Botschaft torpediert: »Du brauchst mich! Du musst mich haben! Nur mit mir wirst du deine orale Phase heil überstehen. Iss mich jetzt, und du wirst in zehn Jahren nicht bettnässen.«

Ich frage mich immer: Was sind das für Leute? Ich meine, diese Werbepsychologen, die sich Verkaufsstrategien für Kinderprodukte ausdenken? Steht man da am Ende seines Studiums und fragt sich: »Was will ich mit meinem Wissen um die menschliche Psyche anfangen? Gesprächstherapeut? Familienberater? Drogenhilfe? Nein, ich habe eine Idee. Ich mache mit miesen Tricks Kinder so scharf auf minderwertige Quarkspeisen, dass ihre Eltern unter dem endlosen Genöle ihrer Blagen genervt zusammenbrechen und entgegen besserem Wissen doch zum Piratenquark greifen!«

Kaufkräftige Knirpse

Aber nach der Kids-Verbraucheranalyse 2011 des Egmont-Ehapa-Verlages stehen den 6- bis 13-Jährigen in Deutschland jährlich 2,6 Milliarden Euro zur Verfügung. Da wollen die Unternehmen natürlich ran. Und zwar mit allen Mitteln. Selbst über das Internet kommen die Monster der Lebensmittelkonzerne in die Schlafzimmer der schutzlosen Pimpfe gekrochen. Kinder nutzen heute immer früher und häufiger das Internet. Jedes fünfte Kind im Vorschulalter ist schon gelegentlich im Internet unterwegs. Es soll Krabbelgruppen geben, die quasi nur über Facebook kommunizieren. Und da finden die Kinder auch ihre neuen Freunde: Pom-Bär, Happy Hippo und Hanny Bunny. Die schenken ihren kleinen Fans Hörbücher und Rap-Songs, machen mit ihnen Rätsel und Gewinnspiele oder bieten Spiele zum Download an. Super – erst stopfen die Konzerne unsere kleinen Rollmöpse mit Schokolade voll und sorgen dann dafür, dass sie ihren fetten Hintern überhaupt nicht mehr zum Sportplatz bewegen.

Aber das Geschäft brummt. In 15 Millionen Haushalten kamen im Jahr 2011 Kinderlebensmittel auf den Tisch. Allein 165 Millionen Euro wurden allein für Kinder-Joghurts, Kinder-Milchgetränke und Kinder-Quarks ausgegeben. Hauptabnehmer waren natürlich Familien mit Kindern, aber auch Großeltern sind ganz vorn mit dabei. Vor allem die Omis! Das war schon immer so. Die Süßwarenhersteller sind die Drogenbosse, und die Großmütter sind die Dealer.

Das Ergebnis der oben erwähnten Foodwatch-Studie war übrigens, dass es praktisch unmöglich ist, aus der Palette von angebotenen Kinderprodukten eine ausgewogene Ernährung zusammenzustellen. Das ist sehr verwunderlich, weil viele dieser Produkte den Eltern als ausgesprochen gesund verkauft werden. Überall kann man lesen, in diesem Produkt sei »das Beste aus einem Glas Milch« oder »31 % Vollkorn«. Oder gar, dass dieser oder jener zugesetzte Nährstoff ein ganz »normales Wachstum«

bewirke. Was natürlich im Umkehrschluss bedeutet, dass ein Mangel, also der Verzicht auf dieses Produkt, unabsehbare Konsequenzen für das eigene Fleisch und Blut hat. Und dass degeneratives Krüppelwachstum die selbst verschuldete Konsequenz ist, wenn die Eltern dem heranwachsenden Sprössling seine Schokoflocken verweigern.

Dabei scheint die Gefahr eher in einer anderen Ecke zu lauern. Die EsKiMo-Studie im Auftrag des Bundesministeriums für Ernährung, Landwirtschaft und Verbraucherschutz hat ergeben, dass die Versorgung mit Vitaminen und Mineralstoffen bei den allermeisten Kindern absolut ausreichend ist. Die Studie warnt aber ausdrücklich davor, dass vielfach angereicherte Produkte zu unkontrollierter Erhöhung der Nährstoffzufuhr bei Kleinkindern führen können. Und das ist schnell passiert! Wenn Ihr kleiner Schatz zum Frühstück ein großes Glas Mulitvitaminsaft trinkt, dann hat er nach Angaben des Herstellers schon 75 Prozent seines Bedarfes an Vitamin A gedeckt. Isst er dazu noch eine Schüssel angereicherte Frühstücksflocken, erhält er noch mal die Hälfte des erforderten Nährstoffes. Trinkt er zwei Stunden später in der großen Pause ein Kakaogetränk, wird ihm vielleicht sogar mit einer Flasche die volle Dosis verpasst. Ergebnis: Ihr Kind hat schon vor dem Mittagessen 225 Prozent seines Tagesbedarfes an Vitamin A aufgenommen. Und das heißt, es muss bis zum übernächsten Tag eine strenge Abstinenz einlegen, also keinen Karotten, kein Spinat, keine Milch, keine Eier – um nicht in ein Vitamin-A-Koma zu fallen. Denn das Teuflische an dieser Substanz ist, dass sie fettlöslich ist und deshalb vom Körper nicht einfach ausgeschieden werden kann. Das ist zum Beispiel der Grund, warum echte Bärchen-Wurst tödlich sein kann. Eisbären sind ungenießbar, weil sie in ihrem Körper so viel Vitamin A speichern, dass dem zähesten Polar-Forscher die Leber kollabiert. Also, in grönländischen Supermärkten: Vorsicht an der Fleischtheke!

Was tut meinem Kind gut?

Selbst das Bundesministerium hält deshalb spezielle Kinderlebensmittel für absolut überflüssig. Es warnt sogar: »Ein Kind, das den Geschmack von klebrigen Puddings oder künstlichen Süßspeisen gewohnt ist, kann richtige Obstsüße kaum noch wertschätzen.« Die Behörde appelliert deshalb an die »besondere Verantwortung« der Wirtschaft hinsichtlich der Werbung. Wobei ich an dieser Stelle an die besondere Verantwortung der Politik appellieren will, diese Form von kindlicher Gehirnwäsche im Fernsehen einfach zu verbieten. Dann hätten wir zwei Probleme aus der Welt geschafft: die Milchschnitte und die Klitschko-Brüder.

Jetzt bleibt natürlich die Frage: Was sollen Kinder ab wann essen? Der Verbraucherzentrale-Bundesverband gibt darauf eine ganz klare Antwort. Ein gesundes Kind soll ab dem Alter von einem Jahr langsam, aber sicher dasselbe Essen verzehren wie der Rest der Familie. Wobei »langsam, aber sicher« meint, dass man dem Bengel nicht gleich an seinem ersten Geburtstag saure Kutteln vor die Nase knallen sollte.

→ **Mein Tipp**

Auch wenn Schilder wie »Extra für Kinder« den Eltern fälschlicherweise suggerieren, ist eine Extrawurst für Kinder nicht
zwingend erforderlich. Dass es »Extra für Kinder« gemacht
wurde, heißt noch lange nicht, dass Kinder es auch brauchen. So
gesehen, könnte man auch Joghurts mit Aufdrucken wie »Extra
für Männer«, »Extra für Linkshänder« oder am besten »Extra
für Vollidioten« vermarkten.

→ **Futter für Fortgeschrittene**

Kinder stehen auf bunte Lebensmittelverpackungen. Super! Die
kann man auch selbst machen. Warum lassen Sie Ihre Kinder die
Wachsmalkreiden nicht einfach in den Supermarkt mitnehmen?
Das Material für den Kartoffeldruck liegt in der Gemüseabteilung. Richtig – das wird Ärger geben im Supermarkt. Aber das
sind Ihre Kinder Ihnen doch wohl wert.

DER KLEINE ERZIEHUNGSRATGEBER NACH WEBER

Das große Problem vieler Eltern ist leider, dass viele Nahrungs-mittel von ihren Kindern einfach schwer akzeptiert werden. Da können sie noch so beharrlich den sublimen Geschmack von Petersilienwurzelpüree preisen, wahrscheinlich wird es zunächst eher auf eine Umgestaltung der Zimmerwände hinauslaufen. Denn diese Abwehr scheint evolutionsbiologisch einen Sinn zu haben. Es gibt im kindlichen Hirn ein Programm, das sagt: »Was du kennst und schon mal gut vertragen hast, darfst du essen.« Das schützt Menschen davor, sich ihren Früchtesnack am nächs-ten Tollkirschestrauch zu holen. Hat aber den nervigen Neben-effekt, dass der erfolgreiche Erstkontakt mit dem Nahrungsmittel erst einmal hergestellt werden muss. Und der endet eben oft in Tränen. Das scheint auch das Tolle an der Bärchenwurst zu sein. Sie wird offensichtlich so geschmacksarm hergestellt, dass Kin-der ihre natürlichen, noch unverfälschten Instinkte verleugnen und doch zur billigen Industriestreichwurst greifen.

Für diesen Umstand kann man letztlich auch gar keine Lö-sung anbieten.

Doch es gibt auch eine gute Nachricht: Es gibt das System der »spezifisch-sensorischen Sättigung«. Das heißt: Wenn ich im-mer nur Bananen esse, bekomme ich vielleicht viel Magnesium und Kohlenhydrate, aber kein Eisen oder Vitamin B. Man sollte also nicht zu schnell die Nerven verlieren. Ihr Kind wird bald Bananen nicht mehr sehen können. Da sagen Sie, Banane ist vielleicht o. k., aber was ist, wenn der kleine Scheißer nur Pommes isst? Das ist nicht einfach. Aber vielleicht hilft auch nur eine Radikalkur. Wenn Ihr Kind nur Pommes ist, dann geben Sie ihm doch Pommes, und zwar morgens, mittags und abends jeden Tag in der Woche. Und wenn bei Anblick einer Fast-Food-Filiale Ihrem Kleinen Tränen in den Augen steigen, dann wissen Sie: Jetzt ist er reif für meinen Blumenkohlauflauf.

Außerdem kenne ich ein paar Tricks, die ich mir von cleveren Müttern aus meinem Bekanntenkreis abgeschaut habe. Sagen Sie niemals: Dies oder jenes Nahrungsmittel ist gesund. Das löst beim Kind reflexartig Ekel aus. Gesund ist lappriges Gemüse, saures Obst und schaler Früchtetee. Nein, Sie sagen: »Oh, die Pellkartoffeln sehen aber lustig aus! Wie die Nase von Captain Hook.« Oder »Hast du gewusst, dass Braunbären am liebsten Radieschen essen?« Warum soll der Trick nur bei Bärchenwurst funktionieren!

Bieten Sie Ihrem Kind möglichst viel an. Aber es gilt: »Mag ich nicht« gibt es nicht. Es wird probiert. Auch wenn es Geschrei gibt. Stopfen Sie sich Ohropax in die Ohren. Mit seinem »Das mag ich nicht!« möchte er doch nur im Mittelpunkt stehen. Schließlich gibt es keinen größeren Effekt, als plötzlich zu sagen: »Das schmeckt mir nicht!« Denn dann wird leidenschaftlicher argumentiert als bei einer Bundestagsdebatte: »Du hast doch immer Tomaten gegessen. Aber in Spaghetti bolognese schmecken sie dir doch auch. Da ist die Mama aber traurig ...« Genau das will der despotische Gnom! Den Effekt Ihrer Erregung. Aber wenn er Ihre Aufmerksamkeit will, dann soll er sie bekommen. Wenn er sagt: »Ess ich nicht!«, rufen Sie erfreut aus: »Das schmeckt dir nicht? Super, dann bekomme ich mehr!« Und fressen ihm sofort gierig den Teller leer. Vielleicht kann man so was auch präventiv anwenden? Sobald der Teller gefüllt ist, fangen Sie an, die Paprika aus dem Gulasch zu picken. Wenn Ihr Sohn dann protestiert, mimen Sie den Unschuldigen: »Ach so, ich dachte, das schmeckt dir nicht!« Appellieren Sie an den Futterneid Ihres Kindes! Sein Teller wird nach jedem Essen glänzen wie ein unberührter Bergsee.

Kochen Sie außerdem auch nur, was Ihnen selbst schmeckt. Wenn Sie Grünkohl noch nie ausstehen konnten, warum Ihre Magenschleimhäute damit schikanieren, nur weil Sie ein Kind haben? Sie müssen schließlich Vorbild sein und mit Freude und Genuss voressen. Man kann nicht im Restaurant sagen: »Oh, Gemüse, wie toll. Du weißt ja gar nicht, was du verpasst.« Und anschließend dem eigenen Kind die Chicken Nuggets vom Teller klauen. Wenn es Ihnen nicht schmeckt, warum sollte es Ihrem Kind schmecken? Sie teilen sich schließlich 50 % Ihrer Gene. Also hoffentlich. Und wenn Ihr Kind von Tomaten denselben eigentümlichen Hautausschlag bekommt wie der Tennislehrer Ihrer Frau, fällt die Ernährung dieses Balges sowieso nicht in Ihren Zuständigkeitsbereich.

Den ganz gesundheitsbewussten Eltern sei gesagt: Überwinden Sie auch mal ideologische Barrieren. Was nützt das segensreichste Lebensmittel, wenn Sie nicht einen Bissen in den Rachen Ihres putzigen Hausdrachens hineinbekommen? Dann gibt es halt mal Ketchup, wenn Ihr Kind Erbsen nur mit einem kleinen Klecks zuckrigem Tomatenschleim runterbekommt. Soll es doch. Besser als gar kein Gemüse. Für das Wohl Ihres Kindes muss man manchmal auch mit dem erklärten Ernährungsfeind kollaborieren.

Seien Sie generell vorsichtig mit Verweigerungen. Verknappung steigert die Lust. Die süßesten Früchte sind die verbotenen. Die Lieblingsspeise ist immer genau die, die einem vorenthalten wird. Vielleicht kann man das Essen den Kindern subtiler vermiesen. Versuchen Sie es doch mal mit: »Der picklige, dicke Klaus wird doch immer gehänselt, vielleicht liegt das an den Chips, die er die ganze Zeit frisst!« Oder für Schokoladenkekse: »Wäh … das sieht ja aus, als hätte ein Hund draufgekackt!«

Wenn es um Nachtisch geht, benutzen Sie nicht irgendwelche Industrieprodukte als Belohnung, nur damit Ihr kleiner Scheißer sich dazu herablässt, Ihre liebevoll gerollten Kohlrouladen zu essen. Wo sind wir denn? Ein bisschen Stolz, bitte. Sie, die Eltern, stellen schließlich den Speck bereit, indem sich die kleine Made winden darf. Sie haben sein Heim geschaffen. Sie haben für seine Geburt die sexuelle Beziehung zu Ihrem Lebenspartner reaktiviert. Und dies gibt Ihnen das Recht auf Durchsetzung Ihrer Gebote mit autoritären Mitteln. Eltern sollen schließlich ihre Kinder erziehen. Nicht andersherum. Denn letztlich thront über allem Mutters goldene Regel:

Es wird gegessen, was auf den Tisch kommt. Denn Sie wissen am besten, was gut für Ihr Kind ist. Lassen Sie sich nicht verunsichern. Weder von der Lebensmittelindustrie, die Ihnen die Notwendigkeit ihrer Produkte einreden will, noch von den Gesundheits-Apokalyptikern und Ratgeber-Dogmatikern, die hinter jedem Supermarktprodukt ein Werk des Teufels sehen. Wenn Sie es für richtig halten, dann kriegt der Balg seinen Happy-Hippo-Snack. Machen Sie sich keinen Kopf. Ich sage es immer wieder: Der Mensch ist eine verdammt zähe Spezies. Seit Tausenden von Jahren bringen wir Kinder auf die Welt. Sagen Sie sich immer: Das haben doch auch Eltern geschafft, die um einiges doofer sind als ich. Natürlich fragen Sie sich: Entwickelt sich das Kind körperlich normal? Aber auch diese Frage kann Ihnen nur Ihr Arzt beantworten und nicht Dr. Oetker.

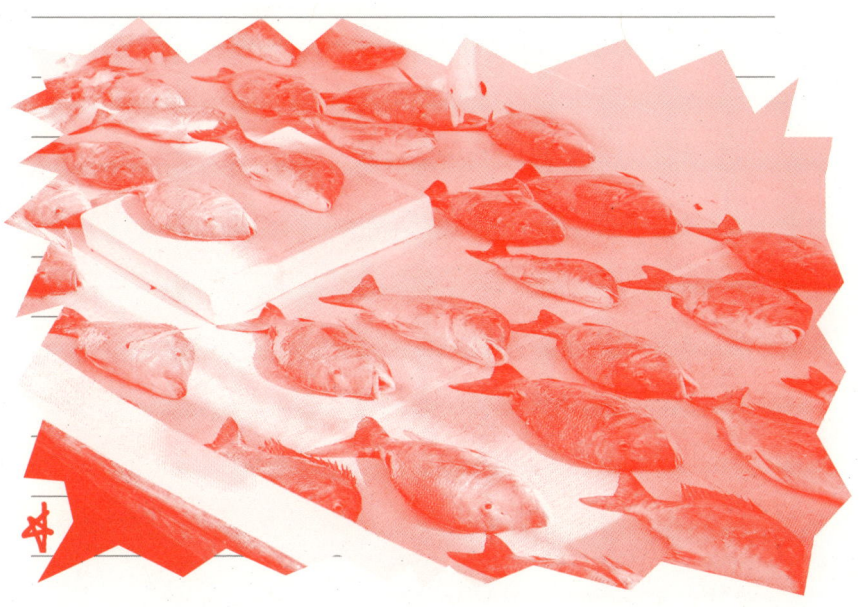

WENIGER IST MEER!

oder:

„They called me Flipper"

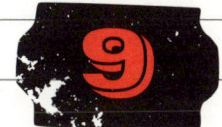
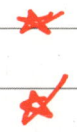

Eine Auslage in der Konservenabteilung: Karpfen in Gelee nach russischer Art, Fischzauber-Bücklingsfilet in Öl, Friesenkrone-Bismarckheringe mild-würzig, Heringsfilet in Tomatensoße, Heringsfilet Wellness Harmonie, Heringsfilet in Gewürzketchup, Heringsfilet Tomate Mozzarella …

»Dosenthunfisch, Sanne?«

»Da steh ich total drauf!«

»Aber das ist doch echt eine Sauerei!«

»Wieso? ›Delfinfreundlich gefangen‹ steht hier auf der Dose!«

»Und was bringt das dem Thunfisch, bitte schön? Delfinfreundlicher Thunfisch ist genauso wie tierlieber Jäger: Das tote Reh hat definitiv nix davon, dass der Dackel beim Jäger im Bett schlafen darf! Thunfische sind doch mittlerweile genauso bedroht wie Delfine!«

»Aber Delfine sind irgendwie süß!«

»Und Thunfische sind doof, oder was? Klar, für was ist so ein Thunfisch eigentlich gut? Zu gar nichts! Der macht nicht mal Saltos! Hochnäsige, arrogante Tiere, diese Thunfische!«

Geile Delfine und hungrige Katholiken

Warum haben Delfine eigentlich eine so viel bessere Lobby als alle anderen Meeresbewohner? Ich habe gelesen, Delfine neigen dazu, Schwimmer sexuell zu belästigen. Die schwimmen mit erigiertem Glied auf arglose Badegäste zu und reiben sich an ihnen! Der Delfin ist so was wie der Dackel des Meeres. Er besteigt alles, was nicht bei drei auf der Boje ist. Aber bitte nicht falsch verstehen; den Delfinen geht es auch sehr schlecht. Jährlich sterben Tausende dieser Tiere in den Treibnetzen der Hochseefischerei. Allein in Japan werden jährlich über 20 000 Kleinwale getötet. Also gehen Sie morgen bitte nicht zur Nordsee und sagen: »Ein Kilo aus der Hüfte vom Tümmler. Der Weber hat gesagt, Flipper ist ein notgeiler Bock!«

Überfischung gehört ohne Zweifel zu den akutesten Umweltproblemen unserer Zeit, wo unsere Verantwortung als Verbraucher direkt gefragt ist. Jeden Tag pflügen riesige schwimmende Fischstäbchenfabriken die Weltmeere um und fangen alles, was ihnen vor den Bug kommt: Delfine, Schildkröten, Wale und wahrscheinlich auch kleine einheimische Fischerboote. »Oh Entschuldigung, von der Brücke sahen Sie in Ihrer Nussschale aus wie ein schwimmender Krabbencocktail!«

Dennoch erfreut sich Fisch auf dem Teller allerhöchster Beliebtheit. 17 Kilo Meeresgetier haut sich der Deutsche jährlich hinter seine gefräßigen Kiemen. Vor allem der Verzehr von Sushi gilt als wahnsinnig schick, was ich überhaupt nicht verstehen kann: Kalter Reis mit rohem Fisch und Algen? Das ist doch keine Delikatesse! Asiatische Hausfrauen sind wahrscheinlich einfach nur zu faul zum Kochen. Und freitags fallen dann die Katholiken wie die Hunnen über die Meeresfrüchtetheke her. Denn am Freitag wird ja gefastet – katholisch gefastet, versteht sich, also mit offener Hintertür! Damit das Fasten keine Zumutung wird. Das heißt: Fleisch ist verboten, Fisch aber erlaubt.

Bei uns daheim führte das früher zu sehr komischen Szenen beim Restaurantbesuch am Karfreitag. »Opa, nimmst du das Rinderfilet?« »Was, das Rinderfilet? Am Tag, an dem der Herr für unsere Sünden gestorben ist? Weiche, Satan! Ich nehme den Hummer!«

Das Meer ist leer

Doch unser Heißhunger hat verheerende Konsequenzen: Laut Angaben der Europäischen Kommission sind 63 Prozent der Bestände im Atlantik überfischt, im Mittelmeer sollen es sogar 82 Prozent sein. Das bedeutet, es werden mehr Fische gefangen, als durch natürliche Vermehrung nachwachsen oder zuwandern. Weltweit soll bereits ein Viertel der Fischbestände vollkommen zusammengebrochen sein. Glaubt man den Prognosen von Greenpeace, wird es ab 2050 in den Weltmeeren überhaupt nichts mehr zu fischen geben und noch einsamer sein als auf einer Pressekonferenz mit Guido Westerwelle.

Wenn Sie jetzt sagen, dann esse ich einfach Fisch aus Aquakulturen, ist das leider für die Umwelt nicht viel besser. Im Gegenteil: Falsche Fischzucht macht alles nur noch schlimmer. Dort werden Chemikalien und Antibiotika so massiv eingesetzt, dass eine vietnamesische Durchschnittsgarnele ohne Weiteres als Penicillinzäpfchen zu gebrauchen wäre. Außerdem leben die Tiere in extrem beengten Verhältnissen. Das ist nicht nur sehr stressig für sie, es entstehen auch, sagen wir mal, angespannte hygienische Verhältnisse. Sie brauchen sich daher nicht zu wundern, wenn der Zucht-Buntbarsch auf Ihrem Teller irgendwie eigenartig schmeckt. Er wurde schließlich zeit seines Lebens im eigenen Kot mariniert. Die Abwässer aus den Becken werden ins Meer oder in Flüsse geleitet und machen dort sowohl Fisch als auch Fischern den Garaus. Nicht nur in Asien, auch in Chile vernichtet die Zuchtlachsindustrie durch ihren irrsinnigen Einsatz von Pestiziden, Desinfektionsmitteln und Antibiotika ganze Küstenregionen. Zurück bleiben endlose verseuchte Traumstrände mit Tierkadavern. Außerdem ist jede Zuchtstation eine Brutstätte für Seuchen. Dem ISA-Virus fallen jährlich Hunderte Tonnen Lachs zum Opfer. Die stinkenden Lachskadaver werden gesammelt und zu Lachsfutter verarbeitet. Ob sich das der liebe Gott als natürlichen Kreislauf vorgestellt hat? Dass man Tiere zum Kannibalismus zwingt, indem man sie ihre kranken Geschwister essen lässt? Außerdem ziehen die Wildlachse auf ihren Wanderwegen an ihren internierten Artgenossen vorbei und fangen sich ebenfalls das Virus ein. Noch bevor sie laichen, werden sie zu Leichen.

Daraus lernen wir: Für die Wildbestände der Meere bedeutet die Aquakultur kaum eine Entlastung, auch wenn dieses Argument gerne von der Fischzuchtlobby angeführt wird. Denn der Großteil der gezüchteten Tiere sind Raubfische, das heißt, sie fressen andere Fische. Für ein Kilo Zuchtfisch müssen bis zu fünf Kilo Wildfisch gefüttert werden. Und wo kommen die her? Eben! 90 Prozent des chilenischen Wildfangs – darunter beste Speisefische wie fette Sardinen, üppige Butte und saftige Schollen – werden vor den Augen der armen Bevölkerung zu Fischmehl verarbeitet und an Zuchtlachse verfüttert. Selbst die kleinsten Tiere, die bisher durch die Maschen der Fischindustrie schlüpfen konnten, landen im Netz und enden als Futter für die großen Brüder im Zuchtbecken. Zurück bleibt in den Weltmeeren praktisch nur noch destilliertes Wasser.

Vielleicht denken Sie, was kümmert mich der Fisch? Unsere Kinder brauchen doch keinen Fisch. Wenn der Fisch weg ist, sollen sie halt Schnitzel essen! Wer so spricht, holt sich schnell ein blaues Auge. Nicht allein wegen der Gefahren, die entstehen, wenn das Meer als größtes Ökosystem dieses Planeten den Bach runtergeht. Nein, die Folge kann viel unmittelbarer sein.

Haben Sie gewusst, dass die Piraten vor den afrikanischen Küsten früher Fischer waren? Am Anfang haben diese Menschen nicht Öltanker, sondern ausländische Fischtrawler besetzt, die in ihren Gewässern wilderten. Man muss das verstehen. Diese Menschen sind auf das Meer angewiesen. Viele Afrikaner decken ihren gesamten Proteinbedarf ausschließlich mit Fisch. Ein Traum für jeden Katholiken – bei denen ist immer Freitag. Und wer weiß, vielleicht wird ihnen irgendwann mal klar, für wen der geklaute Fisch letztlich bestimmt war? Die Reedereien sind nur die Hehler in diesem schmutzigen Geschäft. Möglicherweise steigen die Piraten dann von Öltankern auf Kreuzfahrtschiffe um. Doch welche Regierung zahlt heute noch Lösegeld für 500 Rentner, die um den Bordpool gammeln und Bingo spielen? Aus Sicht der Sozialkassen ist das demografisches Gefahrgut, was da über die Weltmeere schippert … Schon treiben die Gäste der AIDA Cruises selbst als Fischfutter im Ozean! Und wir wären vielleicht endlich vom Traumschiff erlöst. Aber ich schweife ab.

Welchen Fisch darf ich essen?

Ja, es zieht ein Sturm auf über den Meeren. Sogar die Meerestiere schlagen jetzt zurück – und zwar in Dubai. Dort steht eines dieser Mega-Luxushotels. Haben Sie bestimmt schon mal im Fernsehen gesehen: Lustknaben vor dem Hotellift, Lokuspapier aus Blattgold, Whirlpool im Pissoir und so weiter. Die Betreiber des Hotels haben mehrere Kilometer Korallenriff aufgeschüttet, um ein Badeparadies zu entwerfen. An sich schon eine perverse Idee, aus einem Korallenriff ein Schwimmbad zu bauen. In diesem Superpool jedenfalls planscht die geneigte Amüsierhorde mit echten Delfinen. Wissen Sie, was passiert ist? Die Delfine griffen plötzlich die Gäste an! Und zwar vollkommen zu Recht: Bei einem Zimmerpreis von 10 000 Euro pro Nacht können Sie sich ja vorstellen, was sich dort für Gesindel rumgetrieben hat. Kuschelige Tiere hin oder her, wenn der Vorstandsvorsitzende seinen Arsch ins Wasser hält, sieht selbst Flipper rot und beweist nebenbei, dass selbst er, die notgeile Wassertöle, nicht alles begattet.

Deswegen: Vorsicht beim Fisch! Ihre Konsumsünde könnte schwere Folgen haben. Vielleicht finden Delfine bald einen Weg durch die Kanalisation bis zu Ihrem Klosett. Und schwupp beißen die begierigen Meeressäuger in den vermeintlichen Angelköder. Autsch! Aber lassen wir das.

→ Mein Tipp

Achten Sie beim Kauf auf Fische, die unter ökologischen Gesichtspunkten produziert oder gefangen wurden. Weit verbreitet, aber mit Vorsicht zu genießen ist das MSC-Siegel. Das ist ein kleines blaues Oval mit einem Fischsymbol, über dem »Marine Stewardshipcouncil« steht. Viele Wissenschaftler sind der Ansicht, die MSC-Kriterien seien bei vielen Arten – besonders beim Lachs – viel zu lax. Außerdem würde das Siegel auch an Fischereien vergeben, die es unter ökologischen Gesichtspunkten nicht verdient hätten. Ehrlich gesagt, sehe ich das genauso. Doch wenn Sie bisher beim Fischkauf auf überhaupt nichts geachtet haben, ist das MSC-Siegel besser als nichts. Am allerbesten ist es, sich genau zu informieren, welche Arten noch mit gutem Gewissen verzehrt werden dürfen. Laut Greenpeace sind zum Beispiel erlaubt: Hering, Karpfen, Forelle, Bio-Zucht-Zander, Makrele, pazifischer Heilbutt, nordostatlantischer Seelachs. Das ist natürlich schwer zu merken. Deshalb machen Sie sich am besten eine Eselsbrücke aus den Anfangsbuchstaben. Mein Merksatz lautet: »Heimlich Krault Fritz Beates ZutzelZitzen Mit Passenden Hasenpfoten Neuerer Seriennummer.« Ich weiß, der Satz ist total bescheuert, aber ich kann ihn mir gut merken. Bei Zuchtfisch ist höchste Vorsicht geboten: Hier empfehle ich, streng auf Bioprodukte zu achten, zum Beispiel von Anbietern wie Natur- oder Bioland.

Über allem gilt: Essen Sie Fisch nur in Maßen. Fisch sollte ein Luxusprodukt sein – einmal in der Woche ist genug. Definieren Sie einen Fischtag, zum Beispiel den Freitag: Dann sind Sie ein verantwortungsvoller Konsument und ein guter Katholik. Und kommen garantiert in den Himmel.

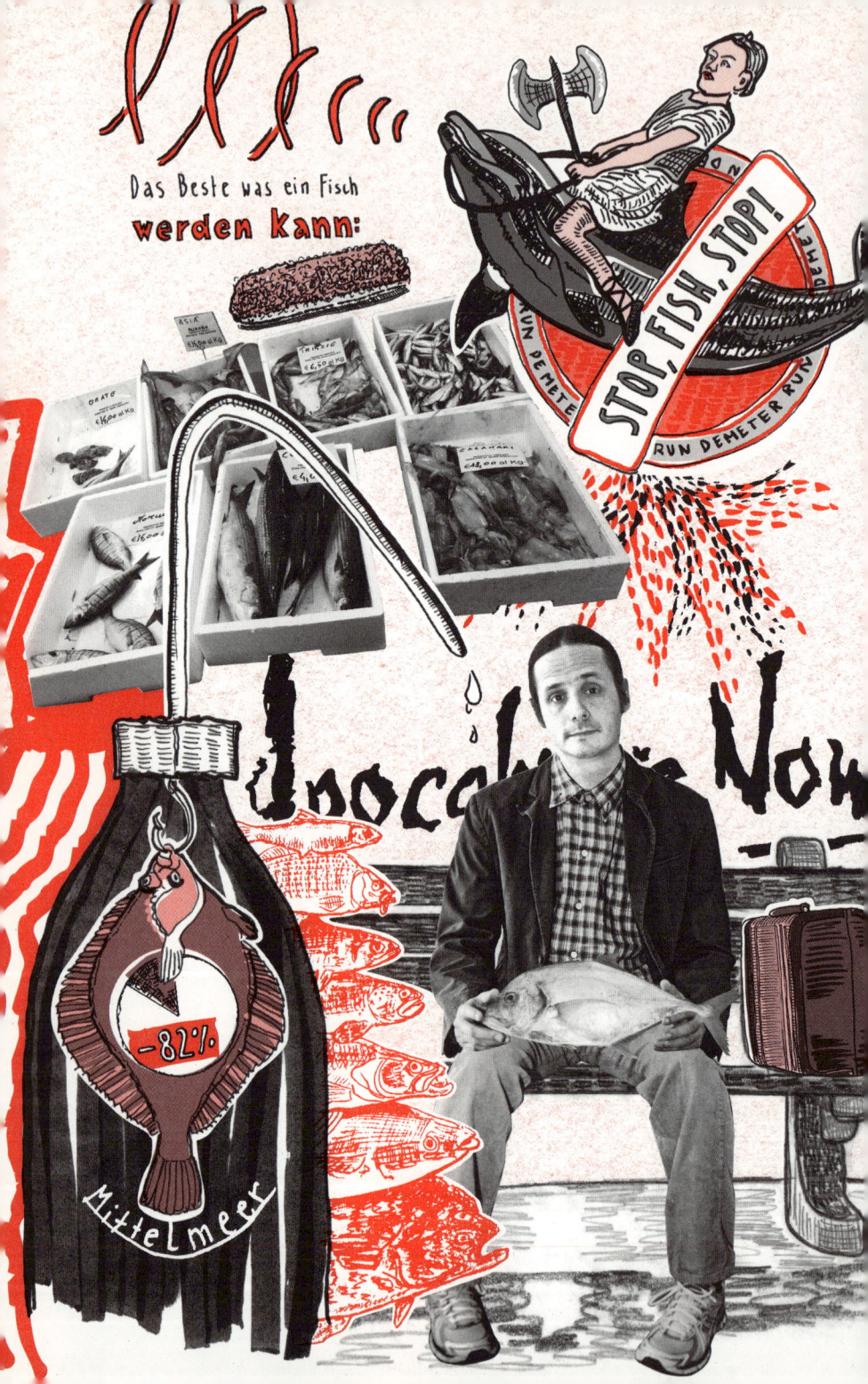

→ Futter für Fortgeschrittene

Schaffen Sie sich ein Aquarium an, und gründen Sie Ihre eigene Aquakultur. Das ist im Gegensatz zum eigenen Hasenstall dekorativer, geruchsärmer und weniger zeit- und arbeitsintensiv – man muss ein Aquarium nie ausmisten. Zugegeben, einen Guppy zu filetieren ist eine diffizile Angelegenheit, aber geschmacklich kann er durchaus mit dem Kabeljau konkurrieren. Auch wenn man ungefähr 200 Tiere für ein Fischstäbchen braucht. Aber es ist doch so: Die größten Genüsse werden immer nur in homöopathischen Dosen verabreicht. Gott sei Dank! Eine Auster ist wohl nur deswegen genießbar, weil man den glibberigen Schleim auf einen Rutsch runterschlucken kann. Auch hier gilt also: Weniger ist Meer … äh, mehr.

777 SIEGEL

Die Redewendung »Das ist ein Buch mit sieben Siegeln« findet im Allgemeinen Anwendung, wenn Menschen ihr absolutes Unverständnis gegenüber einer sehr komplexen Thematik ausdrücken wollen. Im Grunde bezieht sie sich auf die Offenbarung des Johannes. Dort bricht Christus die sieben Siegel einer Buchrolle und lässt die apokalyptischen Reiter auf die Menschheit los. Ich denke mir oft: Welchen Spaß hätte Jesus in einem deutschen Supermarkt. Denn das ist ein Ort nicht mit sieben, sondern mit über 777 Siegeln: Biosiegel, Gütesiegel, Fairetradesiegel, Prüfsiegel, Umwelt- und Herkunftssiegel und viele mehr …

Jede Milchtüte trägt heute mehr Buttons als der Anzug eines Formel-1-Fahrers. Es gibt alles: Ein »Zahnmännchen« zeichnet Parodontose vereitelnde Süßigkeiten aus. Ein Vegetarier-Label erklärt die Pizza Vegetariana zur fleischfreien Zone. Ein Öko-Wein-Siegel garantiert, dass Ihre Leber biologisch und pestizidfrei nur vom Alkohol geschädigt wird. Alles kann man natürlich nicht haben. Wenn ein Halalsiegel versichert, dass dem Rind beim Schächten sauber die Kehle durchgeschnitten wurde, ist eine Auszeichnung durch den deutschen Tierschutzbund eher unwahrscheinlich. Manche Siegel wirken auf den ersten Blick ein bisschen befremdlich: Kartoffelknödel mit »100 Prozent deutschen Kartoffeln«. Da will man zum Kochen gleich die Pickelhaube aufsetzen. Ich bin auch für regionale Produkte, aber man muss seinen protektionistischen Patriotismus nicht so in die Welt hinausposaunen. Wir wollen doch nicht, dass das Projekt Europa an Kartoffelknödeln scheitert.

Wobei mich noch mehr irritiert, dass auf einer zunehmenden Zahl von Artikeln das Logo von WWF prangt. Das ist eine Organisation, die sich bekanntermaßen um den Erhalt der Biodiversität kümmert. Aber was hat das WWF-Logo auf einem Joghurt von Danone zu suchen? Gehören probiotische Bakterien jetzt auch zu den bedrohten Arten? Selbst von Fischstäbchen glotzt mich mit großen Augen ein Panda an. Dabei braucht das Vieh gar nicht so traurig zu gucken, schließlich geht es den Fischern an den Kragen und nicht ihm. Teilweise werden Fischarten mit dem Segen des WWF verkauft, die laut Greenpeace gar nicht befischt werden dürften! Wird mit dem Aussterben des Kabeljaus der Erhalt des Pandas finanziert? Das macht den Panda nicht gerade sympathisch. Wenn es um seine Unterstützer geht, scheint der WWF nicht immer sehr anspruchsvoll zu sein. Selbst große Zuchtlachskonzerne, die Küstenregionen in eine Art marine Wüste Gobi verwandelt haben, dürfen sich rühmen, ein Partner von WWF zu sein. Beim Artenschutz darf anscheinend jeder mitmachen … Vielleicht steigt die deutsche Rüstungsindustrie bald beim WWF ein? Unsere Panzer tragen jetzt schon Namen wie Luchs und Leopard. Das sind schließlich auch Tierarten, die vom Aussterben bedroht sind. Da würde der »Raketenwerfer Panda« doch super ins Sortiment passen.

Aber auch die Firmen selbst können durch Siegel ein echtes Eigentor schießen. Wenn nur die Hälfte aller Produkte der Firma Costa das MSC-Siegel für nachhaltige Fischerei trägt – ein an sich schon umstrittenes Siegel –, wo kommen dann die Fische her, die nicht mal dieses Siegel tragen? Von philippinischen Piratenfischern, die auf Nemo und seine Freunde mit einer Stange TNT losgehen? Kann man so eine Firma unterstützen? Ich kaufe ja auch nicht bei einem Metzger, der neben Biolammkoteletts von der Schwäbischen Alb Nashornschnitzel aus dem Serengeti-Nationalpark anbietet.

Aber was soll man machen? Irgendein Siegel braucht der Produkthersteller heute, wenn er im harten Konkurrenzkampf der Supermärkte eine Chance haben will. Die Fachhochschule Münster hat festgestellt, dass zwei Drittel der Verbraucher Lebensmittel mit Qualitätssiegeln für vertrauenswürdiger halten als Produkte ohne Siegel. Das Problem ist nur: Weniger als die Hälfte der Konsumenten hat einen Schimmer, was diese Siegel überhaupt aussagen. Das ist doch wie in der Politik: Die besten Umfragewerte haben immer die Politiker, über die man am wenigsten weiß.

Doch die Grundidee der Label ist natürlich gar nicht schlecht. Es soll auf einen hohen Standard in Bezug auf gesundheitliche, soziale oder ökologische Eigenschaften hinweisen. Doch manchmal sind die zugrunde liegenden Kriterien für die Siegelvergabe ziemlich schwammig: Die Deutsche Landwirtschafts-Gesellschaft testet ihre Produkte auf Farbe, Konsistenz, Geschmack, Aussehen und Geruch. Ich habe mich auch mal als Tester versucht und DLG-prämierte, eingeschweißte Fertiggeflügelfrikadellen probiert. Mein Qualitätsurteil lautet: Farbigkeit: »schal-fahl« bis »gräulich-gräulich«; Konsistenz: »außen erst ein bisschen schmierig, innen aber schleimig«; Aussehen: »zur Boulette verarbeitete Wasserleiche«; Geruch: »angenehm abwesend«; und der Geschmack? Man muss schon sehr hungrig sein, um das Zeug wirklich lecker zu finden. Möglicherweise lässt die Landwirtschafts-

Gesellschaft die Produkte von bekifften Computerfreaks auf der »Langen LAN-Nacht der Rollenspiele« testen.

Wir sehen: Über Geschmack lässt sich streiten und deshalb auch über den Wert einiger landläufiger Siegel. Was sagt es mir, wenn die Kartoffel aus »kontrolliertem Pfanni-Anbau« kommt? Klar klingt das toll, und es wäre eine fiese Unterstellung zu behaupten, die phonetische Ähnlichkeit zu »kontrolliertem Bio-Anbau« sei mehr als bloßer Zufall. Kontrolliert ist kontrolliert. Fragt sich nur: Wie kontrolliert wer eigentlich was bei Pfanni? Wachen da unabhängige Sachverständige über Pestizidrückstände, oder schickt die Firmenleitung einmal wöchentlich einen Azubi aufs Feld: »Schau mal, ob bei den Kartoffeln alles in Ordnung ist?«

Selbst auf Billig-Eigenmarken wie zum Beispiel »Gut und günstig« von Edeka prangt heute stolz die Auszeichnung »geprüfte Spitzenqualität«! Doch geht diese geprüfte Spitzenqualität nicht über die gesetzlichen Vorgaben hinaus – das gibt Edeka auch offen zu. Das Siegel bedeutet also nicht anderes, als dass die Produkte halten, was der Gesetzgeber befohlen hat. Das ist nicht gerade ehrgeizig, oder? Da fände ich es ehrlicher zu schreiben: »Auch wenn es im Grunde nicht unserer allgemeinen Firmenpolitik entspricht, haben wir uns bei diesem Frischkäse an die Lebensmittelvorschriften gehalten. Bei dem Mozzarella können wir aber für nichts garantieren.«

Also seien Sie kritisch bei der Beurteilung von Siegeln, die oft mehr Schein als Sein sind. Es gibt natürlich auch einige sehr gute Label, die eine unabhängige und gewissenhafte Zertifizierung gewährleisten. Doch welche das sind, können Sie als Konsument mit dem bloßen Auge nicht herausfinden. Deswegen kaufen Sie bitte keine Siegel, über die Sie sich nicht vorher informiert haben. Es kann gut sein, dass Ihre eigenen Vorstellungen von ökologischen, sozialen oder qualitativen Standards stark abweichen von den Vorstellungen der Menschen, die mit diesen Produkten Geld verdienen wollen. Und legen Sie Ihren Fokus beim Supermarkteinkauf auf einige wenige Siegel. Ich persönlich achte nur auf Umweltsiegel, Fair-Trade-Siegel und Prüfsiegel unabhängiger Stiftungen. Den Rest sollte man gar nicht beachten.

Doch letztlich frage ich mich auch hier: Warum hilft die Politik uns Konsumenten nicht? Wäre es nicht besser, wenn wir die Label gar nicht benötigten? Wäre es nicht besser, wenn man hohe ökologische, soziale und sonstige Standards für Waren als Voraussetzung gesetzlich festlegte? Und wer dagegen verstößt, bekäme vom Ministerium für Verbraucherschutz »Sauereisiegel« verpasst? So ähnlich wie der grüne Punkt. Für den Anschluss an das Duale System für die Müllentsorgung müssen die Unternehmen auch bezahlen. Warum sollte sich das bei den übrigen Kollateralschäden des globalen Wirtschaftssystems anders gestalten? Wenn ein Hersteller mit seinen Produkten weiterhin seine Mitmenschen ausbeuten, die Umwelt zerstören oder seine Kunden verarschen will, ist das vollkommen in Ordnung. Das ist Kapitalismus. Er sollte dafür nur eine Lizenz erwerben müssen. Seine Produkte würden gekennzeichnet: Bei Niedriglohnsklaverei, Kinderarbeit, Landraub, Verhinderung von gewerkschaftlicher Organisation und Verstoß gegen die internationalen Arbeitsschutzbestimmungen gäbe es dann für die Billigschokolade aus Ghana als Label den fetten Blutspritzer. Bei Urwaldrodung, Giftspritzerei, absurder Verschwendung von Wasser, Energie und sonstigen natürlichen Ressourcen zierte ein Orang-Utan-Baby mit zertrümmertem Schädel die Weihnachtskerzen aus Palmöl. Und für Lebensmittelpanscherei, dubiose Lobbyarbeit, miese

Marketingtricks und Verbrauchertäuschung wird der Diät-Analogkäse mit einem schönen, dampfenden Scheißhaufen prämiert. Damit käme endlich Licht in den Siegeldschungel. Für die Industrie und ihre Aktionäre wäre das natürlich die Apokalypse, aber für den Rest der Welt eine echte Hilfe.

ALLES BIO!

oder:

„Der Sündenfall des Apfels“

KAPITEL-NR.

10

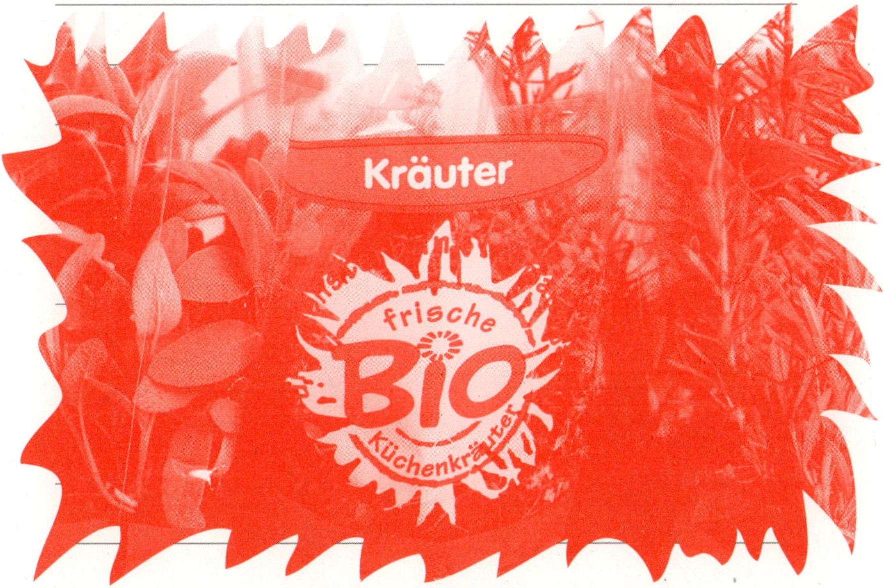

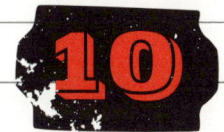

Wir betreten eine Art Marktstand. Holzkisten mit Obst und Gemüse stehen auf grünem Kunstrasenteppich. Ein riesiges Poster zeigt eine idyllische Bergwiese und mit Mistgabeln bewaffnete Bauern. Es fehlt eigentlich nur die Kuh.

»Mmh, die Äpfel sehen aber echt gut aus! Philipp, sind die denn wirklich bio?«

»Wieso nicht?«

»Die Bioäpfel auf dem Wochenmarkt sehen ganz anders aus … so, klein und schrumplig?«

»Jetzt, wo du es sagst, Sanne …«

»Ich hab mal einen Biobauern gefragt, ob das so sein muss, da hat er gesagt, nee, aber wenn die Äpfel nicht klein und schrumpelig sind, erkennen es die Konsumenten nicht als bio! Ihm blutet das Herz, wenn er seinen Salat eine Woche im Heizungskeller lagern muss. Aber sonst kauft das Zeug keiner.«

»Schau mal. Die Äpfel kommen auch aus China!«

»Bio aus China?«

»Genau. China, das Land der gesunden Babynahrung!«

»Bioprodukte aus China, da vertraue ich doch eher Sexspielzeug aus dem Vatikan, mal im Ernst.«

Bio ist sexy

Ein Großteil unserer Bioprodukte muss mittlerweile importiert werden. Am Frankfurter Flughafen werden täglich Tonnen von Biogemüse umgeschlagen. Denn die Nachfrage ist gewaltig. Jeder will heute Bio essen. Bio ist trendy. Bio ist cool. Bio ist sexy. Früher war Bio nicht sexy. Früher war Bio eine Sache für Ökos. Und der Öko der 80er-Jahre war alles, nur nicht sexy. Bei aller Liebe zur Umwelt, aber unter ästhetischen Gesichtspunkten waren die Ökos der 80er eine echte Umweltverschmutzung. Das waren Wesen, halb Mensch, halb Mostapfel! Mit Latzhose, Birkenstockschuhen, von Grüntee gegerbten Zähnen und einem Bart, vor dem sich selbst die Filzläuse ekelten … Traf man so einen Typen, wusste man nicht: Wo hört der Garten auf, wo fängt der Öko an?

Aber richtige Ökos gibt es ja heute fast gar nicht mehr. Selbst in den schrulligsten Gemüseläden werden Sie kaum noch einen dieser Dinosaurier der Umweltbewegung finden. Heute treiben sich andere Leute in den Biosupermärkten herum, zum Beispiel die sogenannten »Lohas«. Das ist die Abkürzung für »Lifestyle of Health and Sustainability«, also so viel wie »Gesundheit und Nachhaltigkeit als Lebensstil«. Lohas kleiden sich schick und sexy und riechen nicht mehr nach feuchter Jute und Patschuli. Der Ökofummel von damals war ja durch seinen betont sinnesfeindlichen Stil ein feministisches Statement. Eine Lohasianerin darf auftakeln wie eine Schlampe. Hauptsache, der Tanga ist aus Biobaumwolle! Der Öko von früher wollte aufs Land ziehen. Ein Loha aber ist überzeugter Großstädter. Er liebt das Land – solange nicht zu viele Bauern dort herumlaufen. Einen Nadelbaum kann er nur von einem Laubbaum unterscheiden, wenn Christbaumkugeln dran hängen. Trotzdem schnallt er sich regelmäßig sein Trekkingrad aufs Auto und fährt in die Berge. Er könnte auch öffentliche Verkehrsmittel nehmen, aber er hat ja ein Hybridauto. Und was das Essen anbelangt: Er verzehrt keine selbst gedörrten Trockenpflaumen, sondern ein saftiges, neuseeländisches Biolamm!

Der Öko von einst aß meistens gar kein Fleisch. Denn er war ein Asket, der den Verzicht predigte. Der moderne Öko will nicht mehr verzichten. Vor allem nicht aufs Geld. Dafür gibt es Billig-Bio bei Lidl. Dort sind die Schweine besonders glücklich, weil die Tiere genau wissen: Die eigentliche arme Sau sitzt an der Kasse.

Aber Lidl-Bio ist nur mit dem EU-Biosiegel gekennzeichnet. Das ist von allen 23 Millionen gefühlt existierenden Biosiegeln das lascheste. Denn EU-Bio ist bezüglich der Biostandards natürlich nur ein Biokompromiss aus allen 27 Bio-, äh, EU-Staaten. Zum Beispiel haben die meisten Tschechen, die ich kenne, ein eher entspanntes Verhältnis zu gesunder Ernährung. Die sagen: Bio ist mir wurst. Mein Obst landet eh im Destillierkolben. Sowieso ist Gemüse in der slawischen Küche nur in homöopathischen Dosen als Beilage vorgesehen – zumeist als in Konservierungsstoffen eingelegter Krautsalat.

Bio = gut?

Das Problem mit Bio ist: Wenn irgendwo Bio draufsteht, dann denkt der Konsument automatisch: »Das ist gut und lieb und kuschelig für mich und alle anderen Geschöpfe dieses Planeten.«

Bio befriedigt unser Bedürfnis nach einer heilen Welt. Deswegen gibt es jeden Quatsch in bio: Biofertigtütensuppen, Biobockwürste im Glas, Biohundefutter, Bioklosteine ... Einem amerikanischen Zigarettenhersteller musste sogar per Gerichtsbeschluss untersagt werden, Biotabak zu verkaufen. Warum eigentlich? Klar, Ökoglimmstängel sind so tödlich wie normale Zigaretten, aber vielleicht sind die Leichen ja besser abbaubar? Doch Bio macht ein Lebensmittel eben nicht zwangsläufig gesund. Eine Überdosis Bio-Schokoriegel verwandelt das Gebiss Ihrer Kinder in dasselbe schwarze Stoppelfeld wie Industriezucker, da kann der Zucker aus noch so fair gehandelten Rüben mit Individualwurzelpflege von Mecklenburger Kleinbauern stammen. Jedes Glas Milch aus konventionellen Bauernhöfen ist besser als Pausengetränk geeignet als eine Bionade. Selbst wenn die Kühe beim Melken mit dem Melkschemel geprügelt wurden. Erst im September 2012 untersuchte die Universität Stanford herkömmliche und Bioprodukte auf den Gehalt von verschiedenen Inhaltsstoffen wie Vitaminen, Proteinen, Fettgehalt oder Omega-3-Fettsäuren und konnte keine großen Unterschiede erkennen. Eine Tatsache, die viele Vertreter des Bioanbaus übrigens offen zugeben.

Doch zur Verteidigung der Branche muss erwähnt werden, dass Biolebensmittel viel seltener mit Pestiziden kontaminiert waren. Das ist überaus lobenswert, denn heute wird ein gigantisches Arsenal von Giften eingesetzt, um unsere Pflanzen vor der Unbill des Lebens zu schützen. Das Land Nordrhein-Westfalen hat 2011 bei 4698 durchgeführten Lebensmittelproben insgesamt 767 verschiedene Pestizidwirkstoffe nachweisen können. Doch zur Beruhigung der Gemüter sei gesagt, dass die Höchstgrenzen für das jeweilige Gift nie überschritten wurden.

Wobei es bei Grenzwerten natürlich darauf ankommt, wie hoch man die Latte hängt. Hängt man eine Stange zwischen zwei Kirchtürme, kann auch ein Nilpferd beim Limbotanzen eine gute Figur machen. Außerdem fanden die Kontrolleure in manchen Obstsorten immerhin Rückstände von bis zu 13 verschiedenen Pflanzenschutzmitteln. Auch wenn alle gefundenen Pestizide knapp unter der Höchstgrenze bleiben, ergibt das in der Summe vielleicht doch einen ordentlichen Cocktail. Man sagt ja auch nicht zu seinem pubertierenden Sohn: »Natürlich darfst du in der Kneipe Alkohol trinken. Aber nur ein Glas … von allen Getränken, die der Barkeeper mixen kann!«

Doch selbst Greenpeace ist bei Untersuchungen zu dem Ergebnis gelangt, dass trotz häufiger Rückstandsfunde ein positiver Trend zu erkennen sei und gesetzliche Grenzwerte immer seltener überschritten würden. So erklärt Manfred Santen, Chemiker bei Greenpeace: »In Deutschland und Europa ist das Ziel, den Anteil der Überschreitungen auf deutlich unter ein Prozent zu senken, nahezu erreicht.« Da hat sich offensichtlich einiges getan. Glücklicherweise, denn ich kann mich auch noch an Zeiten erinnern, als sich mein Vater jeden Samstag den Giftkanister auf den Rücken geschnallt hat und den Vorgarten in »Little Seveso« verwandelte. Da gehörte Giftspritzen zum Samstag wie Autowaschen und *Sportschau*. Es war ein Zeichen für eine fortschrittliche Einstellung gegenüber den Errungenschaften der deutschen Chemieindustrie. Wenn in den letzten Jahren wirklich mal irgendwelche Gifte in der Nahrung auftauchten, stammten sie oft aus der Umwelt und nicht aus dem unsachgemäßen Einsatz von Pestiziden. Als 2007 Dioxin in italienischem Weichkäse gefunden wurde, hatten die Kühe neben illegalen Müllverbrennungsanlagen der Mafia gegrast. So ändern sich die Zeiten: Früher hielten die Burschen für ihre Gegner blaue Bohnen parat, heute machen sie einen mit Mozzarella kalt.

Gefährliche Früchtchen

Doch zu voreilig sollte man die Entgiftung des Landes nicht feiern. Ein Großteil unserer Lebensmittel kommt aus Ländern außerhalb der EU. Und da ist manches exotische Früchtchen ein bunter Kampfstoffbehälter. Herbizidbomben in Apfelsinenform. Jetzt wissen Sie, wo der Begriff »Agent Orange« herkommt. Greenpeace bezeichnet Birnen und Tafeltrauben aus der Türkei sogar als »Risikoprodukte«, da sie gegen die EU-weiten Pestizidhöchstwerte besonders häufig verstießen. Aber auch Gewürze wie Chili aus Indien und Thailand werden als »Schurkenschoten« gebrandmarkt.

Über die Gefahren der Verseuchung durch Fremdfrüchte wird in der Fachwelt sehr unterschiedlich geurteilt. Die Sprecherin des Bundesamts für Verbraucherschutz und Lebensmittelsicherheit Nina Banspach meint, obgleich die Ware aus Nicht-EU-Staaten bei ihren Auswertungen schlechter abschnitt, müsse nicht zwangsläufig vom Verzehr abgeraten werden: »Auch hier wurden nur fünf Prozent aller Proben beanstandet. Wer sich abwechslungsreich ernährt, also verschiedene Sorten von Obst und Gemüse variiert, streut damit das Risiko, Pestizidrückstände zu sich zu nehmen.« Sprich, wenn Sie die Folgen einer Hodenschädigenden Kiwi mit einer Migräne auslösenden Ananas kompensieren und Ihren Speiseplan mit einer allergenen

Sojasprosse bereichern, bleiben Sie unterm Strich topfit. Na also!

Ich muss gestehen, dass ich selbst nach dem fünfzigsten Artikel zu diesem Thema immer noch kein ganz klares Bild habe, ob Pestizidrückstände in Nahrungsmitteln für uns Konsumenten wirklich ein ernsthaftes Problem darstellen. Einerseits nervt mich der Alarmismus vieler Verbraucherschutzverbände, die jedes Pikogramm Dioxin im Kopfsalat wie einen Chemiewaffenfund im Wüstensand skandalisieren. Andererseits traue ich der chemischen Industrie mit ihren ganzen Beteuerungen über höchste Sicherheitsstandards beim Pestizideinsatz auch nicht über den Weg. Was soll ich Ihnen also raten? Ganz ehrlich: Hören Sie auf Ihren Bauch. Wenn Sie Angst vor Pestiziden und chemischen Substanzen im Allgemeinen haben, gehen Sie auf Nummer sicher: Kaufen Sie Bio.

Bio, was heißt das eigentlich?

Übrigens dürfen auch Biobauern Schädlingsvernichtungsmittel einsetzen. Das war mir bisher auch unbekannt. Bevor ich mich mit diesem Thema genauer beschäftigt habe, hatte ich eine eher romantische Vorstellung von biologischem Landbau: Ich sah kraftstrotzende Bauernburschen, die braun gebrannt im Licht der frühen Sonne über ihre Scholle schreiten und mit vollen Händen güldene Weizenkörner über das gottgesegnete Land streuen, dann in den Stall marschieren, wo glücklich gackernde Hühner ihnen frische Eier zu Füßen legen und die Kuh freudig erregt schon kräftige Männerhände an ihren Eutern herbeisehnt.

Was auch daran lag, dass ich ehrlicherweise gar nicht genau wusste: Was heißt eigentlich bio?

Bio bedeutet laut EU im Wesentlichen: Die Produkte dürfen nicht gentechnisch verändert sein und werden ohne Einsatz konventioneller Pestizide, Kunstdünger oder Abwasserschlamm angebaut. Was aber nicht heißt, dass ein Biobauer nicht düngen oder Schädlinge bekämpfen darf. Denn auch im Ökolandbau müssen Unkraut ausgemerzt, Pilze ausgerottet und Schadinsekten ohne Gnade aufgespürt und unbarmherzig vernichtet werden. Der einzige Unterschied: Biopestizide müssen natürlichen Ursprungs sein. Aber sie machen deshalb nicht weniger tot als künstliche Schädlingsvernichtungsmittel. Das ist weder Bio-Soft-Killing noch eine Art Sterbebegleitung für Nacktschnecken. So darf auch im Bioweinbau zum Beispiel die »Bordeaux-Brühe« eingesetzt werden. Das ist eine Mixtur aus Kalk und Kupfersulfatlösung, die gespritzt werden darf, weil alle Inhaltsstoffe als natürliche Mineralien vorkommen. Wie Uran und Arsen, die kommen auch als natürliches Mineral vor. So gesehen, ist sowohl Atomenergie als auch Rattengift irre bio! Das Problem an der Sache ist, dass Kupfer genauso ein Schwermetall ist wie Cäsium oder Quecksilber. Manchmal muss sogar das gesamte Erdreich um einen Weinberg herum abgetragen und zur Sondermülldeponie gekarrt werden, weil sich statt Weinreben nur noch Kupferdrähte aus dem Boden ranken.

Dasselbe gilt für Pflanzenextrakte. Erst kürzlich wurde vom Bundesamt für Verbraucherschutz der Gebrauch von DDAC verboten. Das Zeug wird offensichtlich aus Zitronenextrakt gewonnen. Dieses Didecyldimethylammoniumchlorid ist ein Pflanzenstärkungsmittel. So eine Art Sanostol für Keimlinge. Das ist einleuchtend: Wenn man den Schädling nicht mit chemischen

Keulen erschlagen darf, muss man der Pflanze immunologisch auf die Sprünge helfen. Also Schal um den Halm binden und mit heißer Zitrone gießen! Tatsächlich ist DDAC leider ein potentes Gift, das prophylaktisch mal alles plattmacht, was es wagt, seine Fühlerchen nach dem Rucola zu strecken. Wir sehen: Auch Biobiozide unterscheiden nicht zwischen garstiger Raupe und lieblichem Schmetterling.

Übrigens: Haben Sie gewusst, dass viele der Methoden der Ökolandwirtschaft auf Rudolf Steiner zurückgehen? Genau, das ist der Mann mit den Waldorfschulen! Demeter, wohl eines der strengsten Biosiegel, beruft sich heute noch auf Steiner, der in seinem Werk zum biodynamischen Landbau empfiehlt, Schafgarbe in eine Hirschblase zu stopfen, diese für ein Jahr im Acker zu vergraben, um dann die vermoderten Überreste unter den Dung zu mischen, was die Düngewirkung von Mist erhöhen soll. Vielleicht wäre das effektivste Mittel im Kampf gegen Schädlinge, wenn der Bauer sich nach Feierabend eine Stunde auf seinen Acker stellen und dem Ungeziefer ein paar Seiten Rudolf Steiner vorlesen oder – noch besser – vortanzen würde.

Das Waffenarsenal des Brokkolis

Aber warum sollte sich ein Biobauer nicht gegen tierische und pflanzliche Fressfeinde zur Wehr setzen? Wenn manche Leute das Wort »Pestizid« hören, ist der erste Reflex: Oh Gott, warum wird der ganze Mist nicht einfach verboten? Aber das ist natürlich ziemlich naiv. Kulturpflanzen sind verzärtelte Geschöpfe, die keine Chance gegen Laus und Maus haben. Und daran sind wir

Menschen schuld. Wir haben ihnen durch jahrhundertelange Zuchtwahl ihre Verteidigungsmittel gegen Parasiten und Schmarotzer genommen. Denn Pflanzen benutzen selbst heftigste Giftstoffe, um sich zur Wehr zu setzten. Brokkoli enthält zum Beispiel eine Substanz mit dem schmackhaften Namen Indol-3-Carbinol. Experten zufolge ist dieser Stoff so eine Art Cousin ersten Grades vom Dioxin. Brokkoli enthält diese Substanz in ziemlich großen Mengen. Wenn das Gemüse industriell hergestellt werden würde, dürfte es nicht mal auf dem Acker vergraben werden. Denn ob Sie es glauben oder nicht, auch eine Pflanze will nicht gerne gegessen werden. Aus Sicht einer Himbeere sind Sie nicht weniger ein Schädling als jede Amsel oder jeder Schimmelpilz. Deswegen hat auch der unbehandelte Bioapfel in seiner Schale eine ordentliche Batterie von Schädlingsbekämpfungsmitteln gebunkert: Phenole, Terpene, Wachse. Richtig, Wachse. Es soll Menschen geben, die durch übermäßigen Apfelkonsum ihre Leber in eine Kommunionkerze verwandelt haben. Manche Apfel-Extremisten essen ja sogar das Gehäuse mit. Ein Irrsinn, denn in den Kernen befindet sich Amygdalin – ein Stoff, der Blausäure freisetzt! Sie haben richtig gelesen: Blausäure. Da denken die Leute, Wunder wie schlau sie sind, dabei ernähren sie sich so gesund wie Eva Braun im Führerbunker.

Toxikologen schätzen, dass der größte Teil der Giftstoffe in unserem Essen aus den Pflanzen selbst stammt. Ich denke auch, dass im Vergleich zu den anderen Alltagsgiften, denen wir täglich ausgesetzt sind, Pestizide kaum ins Gewicht fallen. Der moderne Mensch ist heute von Zigtausenden chemischen Stoffen umgeben, die in falscher Dosierung fatale Folgen haben können. Eine Nase voll Imprägnierspray bei der Schuhpflege, und man hat wahrscheinlich das Gift von 30 Tonnen türkischer Trauben

eingeatmet. Das Putzmittel, mit dem meine Mutter Schimmel-
flecken im Bad bekämpft, ist wahrscheinlich kaum gesünder
als ein Vollbad in einem Breitbandfungizid. Andererseits ist
Mamas Chemiereiniger wiederum ein kleineres Übel als die
Pilzsporen, die der große grüne Fleck über meiner Wanne ab-
sondert.

Mein Outing als Biokonsument

Für mich persönlich wären gesundheitliche Erwägungen also
kein Grund, eine Biokarotte zu mümmeln. Mein Gott, ich habe
Chemie studiert. Von der Menge an Lösungsmitteln, die ich allein im Grundstudium geschnüffelt habe, könnten sich hundert
peruanische Straßenkinder ein Jahr lang die Birne volldröhnen.
Aber ich esse trotzdem viel Bio. Und das hat einen ganz praktischen Grund. Wenige Meter von meiner Wohnung entfernt,
gibt es einen kleinen Gemüseladen, von dem ich in der Regel
mein Grünzeug beziehe. Da spare ich mir die Schlepperei.
Außerdem ist jeder Besuch dort ein höchst lehrreiches Ereignis.
Der Besitzer ist ein freundlicher, runder Schwabe, mit dem man
herrlich fachsimpeln kann. Also, er facht und ich simple. Da
kriegt man zu einem Kilo Äpfel die gesamte Geschichte der Po-
mologie seit Wilhelm II. gratis mit auf den Weg. Manchmal hat
er sogar irgendwelche vom Aussterben bedrohte Obstsorten im
Angebot. Diese tragen verwegene Namen wie »Berliner Schafs-
nase« oder »Seestermüher Zitronenapfel«. Manche sind so sauer,
dass sie es eigentlich verdient hätten, für immer von diesem
Planeten zu verschwinden. Aber andere Sorten sind göttlich.

Bereiten Sie mal einen Apfelkuchen mit einem »Geflammten Kardinal« zu, Sie werden danach den Golden Delicious zum Teufel jagen. Dieser Mann liebt seine Arbeit, seine Produkte und bietet nur Bioprodukte an – er wird wissen, warum. Und ich bin mir sicher, dass nicht nur die Hühner, sondern auch die Gurken, die ich hier kaufen kann, zu Lebzeiten ein bisschen glücklicher waren.

Außerdem geht es mir persönlich beim Einkaufen auch um Lebewesen, über deren Wohlbefinden weniger geredet wird als über das Glück jeder Käfighenne: nämlich die Bauern. Diese sind den ganzen Agrargiften in höchst gefährlicher Weise ausgesetzt. Die französische Regierung hat erst kürzlich Parkinson als durch Pestizide verursachte mögliche Berufskrankheit von Landwirten anerkannt. Denn im Geburtsland der gehobenen Küche werden jährlich 80 000 Tonnen Pestizide versprüht. Das ist mehr, als der Rest von Europa zusammen verspritzt. So sieht also die französische Landküche aus: Als Vorspeise gibt es ein Trüffelcremesüppchen mit Fungizidhaube. Als Nachtisch ein Sorbet aus dreierlei Dioxinvarianten mit einer leichten Farce von Thiabendazol. Und was gibt es als Hauptgang? Natürlich Krebs.

Pestizide werden nicht nur in der Lebensmittelindustrie eingesetzt. Bei der Palmölproduktion in Indonesien oder den Zellstoffplantagen in Südamerika wird erst richtig tief ins Giftfass gelangt. Die Schnittblumen für Ihre Frau mögen ein schöner Liebesgruß sein, aber für Ihre Floristin ist das Zeug gefährlicher als ein Strauß Knollenblätterpilze. Die Zahl der Vergiftungen im konventionellen Baumwollanbau wird auf bis zu fünf Millionen Fälle in den letzten Jahren geschätzt, circa 200 000 Tote soll der Chemieeinsatz mit sich bringen. Es ist ein Verbrechen.

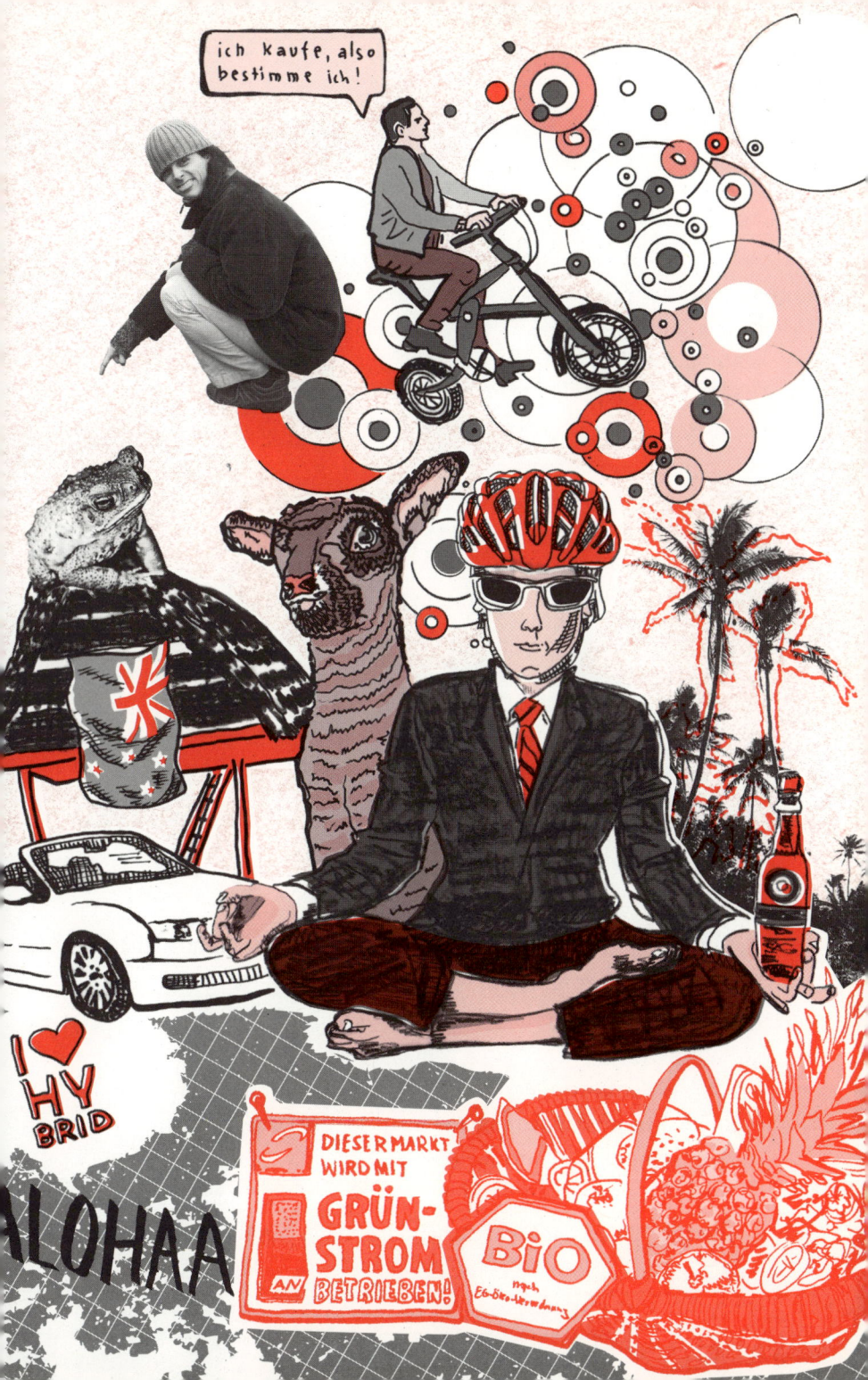

Ganz am Rande: Wer stellt das ganze Gift her, und wer verdient am meisten daran? Natürlich wir. Zwei der drei Chemiekonzerne, welche die Hälfte des Pestizidweltmarktes kontrollieren, stammen aus Deutschland: BASF und Bayer. Wir Deutschen können auf unsere Exportmeisterschaft wirklich stolz sein: Waffenlieferung auf Platz drei. Pestizide auf Platz eins. Würde mich nicht wundern, wenn die elektrischen Stühle für amerikanische Todeskammern irgendwo auf der Schwäbischen Alb produziert werden würden!

Rettet Biene Maja

Ein anderes Problem besteht darin, dass den Giften auch Tiere zum Opfer fallen, auf die es die Landwirte gar nicht abgesehen haben. Zum Beispiel die Bienen. Seit Jahren findet weltweit ein apokalyptisches Massensterben der Honigbienen statt. Ganze Völker werden wie von Geisterhand dahingerafft. Neben Milben und Viren stehen auch Umweltgifte stark im Verdacht, für das Massaker verantwortlich zu sein. Vor allem nikotinartige Wirkstoffe setzen den Tierchen furchtbar zu. Was natürlich nicht heißt, dass Bienenarbeiterinnen sich nach einem harten Tag im Stock eine Reval ohne Filter anstecken, nein, diese Substanzen kommen als Insektizid in der Landwirtschaft zum Einsatz.

Das Verschwinden der Bienen hat fatale Konsequenzen, denn die Pflanzen brauchen die Bienen bekanntermaßen für ihren Sex. Blumen können sich ja nicht bewegen. Oder haben Sie schon mal zwei Gänseblümchen in Missionarsstellung gesehen? Da müssen also die Bienen ran und mühsam die Pollen von Blüte zu Blüte tragen. Man kann sagen: Wenn die Blume Samenspender ist, dann ist die Biene der Kurier. Das heißt natürlich auch: Ohne Bienen keine Blumenbabys, also Samen und Früchte – unsere Hauptnahrungsmittel. Auch wenn ich das alles sehr flapsig formuliere: Das Sterben der Bienen ist eine fundamentale Bedrohung für unsere Existenz.

Bio ist also zweifellos gut für die Umwelt. Stiftung Warentest stellt fest: »Obwohl viele Bioprodukte aus den Tests zwischen 30 und 50 Prozent teurer waren als herkömmliche, unterstützt man mit ihrem Kauf eine ökologische, nachhaltige Landwirtschaft und die artgerechte Tierhaltung.« Außerdem fördert Biolandbau nachweislich die Artenvielfalt. Auf mit Hecken gesäumten Biofeldern kreucht und fleucht mehr Getier als auf riesigen, giftbenebelten Monokulturen. Da geht es den Menschen wie den Mäusen: Wenn ich in einer Villa im Grünen am Wannsee hausen kann, ziehe ich ja auch nicht freiwillig in die Plattenbausiedlung nach Berlin-Wedding.

Pflanzen essen Erdöl

Im ökologischen Anbau sind chemisch-künstliche Düngemittel verboten. Deren Einsatz in der konventionellen Landwirtschaft stellt eine tickende Zeitbombe dar. Denn ein zentrales Fiasko der industriellen Landwirtschaft ist ihr enormer Bedarf an fossilen Brennstoffen. Da sagen Sie natürlich: »Ist der Weber irre, für was brauchen Pflanzen Erdöl? Pflanzen sind doch anspruchslose Geschöpfe, die zum Leben nicht mehr als Sonne, Luft, Wasser und Liebe benötigen.« Das stimmt so nicht ganz, denn auch Pflanzen müssen essen; sie brauchen Nährstoffe aus dem Boden. Zum

Beispiel Stickstoff: Wenn die Pflanze beim Wachsen den Stickstoff bindet und anschließend geerntet wird, ist der Stickstoff für nachfolgende Pflanzen-Generationen erst mal verloren und muss folglich dem Boden erst wieder zurückgegeben werden. Früher hat man das Problem ganz einfach gelöst: Menschen und Kühe, die Pflanzen gegessen haben, gaben den Stickstoff in Form von Mist dem Acker wieder zurück. Um es mit damaligen Worten zu sagen: Es wird gekackt, wo gegessen wird. Das war ein natürlicher, wenn auch vielleicht etwas ekliger Kreislauf. Aber Biologie ist nun mal etwas eklig.

Heute sind diese Kreisläufe meist unterbrochen. Die Nahrung wird auf dem Land oder – noch schlimmer – im Ausland produziert und dann über weite Strecken in die Städte transportiert. Dort wird sie konsumiert, ausgeschieden und gelangt über die Kanalisation ins Meer. Damit ist der Stickstoff für den Acker verloren und muss dem Boden an anderer Stelle zurückgeführt werden. Das geschieht durch Kunstdünger. Und der kommt aus der Luft: Jährlich werden Zigmillionen Tonnen Stickstoff aus der Luft gebunden. Dazu benötigt man Elektrizität, die durch das Verheizen von Kohle und Erdöl gewonnen wird. Im Grunde genommen, essen wir also fossile Brennstoffe. Am Erdöl hängt also derzeit die Welternährung. Wenn man sich vorstellt, dass es in 40 Jahren langsam alle ist, sollte man doch mal über Alternativen nachdenken.

Biobauern erhalten die Bodenfruchtbarkeit anders, zum Beispiel durch Fruchtfolge: Jedes Jahr wird eine andere Pflanzenart gesät. Mal Weizen, mal Bohnen, dann ein bisschen Mais, dazwischen ein paar Quadratmeter Marihuana oder einfach mal nur ein paar hübsche Blümchen wie Klee. Das versorgt den Boden mit Stickstoff und macht ihn fruchtbar für künftige Feldfrüchte. Klar: Ökologischer Landbau ist besser für den Boden.

Die soziale Komponente

Außerdem gibt es noch einen anderen Grund, der klar für bio spricht: Stiftung Warentest hat festgestellt, dass Biohersteller auch sozial stärker engagiert sind. Mit dem Kauf einer Biogurke unterstützt man also nicht nur die Umwelt, sondern wahrscheinlich auch irgendwo einen Pfarrgemeinderat, Essen auf Rädern oder einen Männergesangsverein.

Da ich in diesem Buch natürlich der Ehrlichkeit verpflichtet bin, muss ich zugeben, dass ich auch Meinungen gelesen habe, die den ökologischen Nutzen von Bioprodukten bezweifeln: Mit künstlichen Pestiziden könne man viel gezielter Schädlinge bekämpfen als mit vielen biologischen Stoffen. Die Stickstoffauswaschung bei künstlichen Düngemitteln sei außerdem wesentlich geringer als bei Mist und die Energiebilanz von biologischem Anbau nicht besser, da arbeitsintensiver. Für mich hört sich das alles eher wie Störfeuer aus Reihen der Agrarlobby an.

Aber ich gebe zu, dass ich nicht ganz objektiv bin: Als langjähriger Krötentunnelgräber und Lurchretter habe ich eine biografisch bedingte Nähe zu allem, auf dem »Öko« steht. Die ganze Debatte trägt auch gewisse ideologische Züge. Es ist der Kampf: Idealistischer Naturmensch gegen vernunftgeleiteten Realisten. Ich bin mir auch nicht sicher, ob die Vorstellungen von Rudolf Steiner wirklich taugen, um sieben Milliarden Menschen auf diesem Planeten zu ernähren. Wo bitte sollen die Afrikaner die vielen Hirschblasen herbekommen? Außerdem benötigt extensiver Landbau ungefähr ein Drittel mehr Landfläche. Das heißt, um alle Menschen »bc« – also biologically correct – zu ernähren, müsste der gesamte Planet auf den Jupiter umziehen. Doch da gäbe es bei minus 139 Grad lediglich Tiefkühlkost.

Also was jetzt?

Sie werden jetzt fragen: »Also was jetzt, Herr Weber? Sie wollten doch Klarheit schaffen! Soll ich jetzt Bio essen? Ja oder nein?« Und da sage ich Ihnen klipp und klar: jein. Beim Fleisch kann es natürlich gar nicht Bio genug sein. Da kaufe ich zum Beispiel am liebsten Demeter-Produkte. Denn die Anthroposophen haben von allen Ökoverbänden die strengsten Auflagen bei der Tierhaltung. Da ist es mir egal, ob das Kalb im Mondschein Eurythmieübungen in einem Bett aus Schafgarbe veranstaltet. Hauptsache, das Vieh ist glücklich. Doch zum Thema Fleisch später mehr. Beim Gemüse, Obst und dem ganzen Rest würde ich jetzt mal die gewagte These aufstellen: Ob Bio oder nicht, ist gar nicht so wichtig.

Wenn Sie der Ansicht sind, Bio schmeckt Ihnen besser, und Sie fühlen sich gut dabei – essen Sie es. Denn es ist bestimmt kein Fehler, die ökologische Landwirtschaft zu unterstützen. Schließlich sprechen wir von nicht mal sechs Prozent aller Landwirte in Deutschland. Es ist schließlich nicht so, dass wir unter der Knute von bärtigen Ökofaschisten in Latzhosen stehen. Die moderne Agrarindustrie mit ihrem massiven Raubbau an natürlichen Ressourcen und fruchtbaren Böden steckt in der Krise. Auch wenn die Verhältnisse in Deutschland besser sein mögen als anderswo: Ich bin der Meinung, dass sich der Konsument um eine Nachfrage für Produkte aus nachhaltigem Anbau kümmern sollte. Und das heißt eben, ein paar Cent mehr aus dem Beutel zu kramen und in den schrumpeligen, sauren Apfel zu beißen. Doch es muss auch klar sein, dass bewusster Konsum nur gelingt, wenn man es richtig macht. Zu vieles, was heute das Etikett »Bio« trägt, ist so umweltfreundlich, wie Russland demokratisch ist. Wenn die Biozucchini 10 000 Flugkilometer auf dem Buckel haben, kann man das Fahrrad auch stehen lassen und mit dem Hubschrauber zum Supermarkt fliegen. Sie dürfen den ökologischen Gedanken nicht sabotieren, indem Sie irgendwelche Biofertigprodukte von Großkonzernen kaufen oder selbst gezimmerten Biosiegeln vom Discounter vertrauen. Denn dieses Billigbio gräbt durch Preisdumping genau den Menschen das Wasser ab, die verantwortungsvolle Landwirtschaft betreiben wollen.

Wenn Sie aber meinen, mir ist der ganze Biokram vollkommen suspekt und ich schmecke den Unterschied zwischen einer Biokarotte und einer ordinären Möhre eh nicht – dann lassen Sie es. Vor allem, wenn Sie im Grunde gar kein Geld dafür haben. Wer den Kindern den Zoobesuch verweigert, damit er sich Biokartoffelbrei leisten kann, setzt die absolut falschen Prioritäten. Gemüse aus konventioneller Landwirtschaft lässt Ihre Lebenserwartung nicht schlagartig in den Keller sinken. Und Sie sind dadurch auch kein schlechterer Mensch. Es gibt schließlich noch andere und sicher weitaus bessere Methoden, etwas für die Umwelt zu tun, als »bio« zu kaufen. Seien wir ehrlich: Kein noch so ökologisches Kaufverhalten wird jemals echtes Engagement ersetzen. Also schlage ich vor: Essen Sie kein Bio und ketten Sie sich lieber an den nächsten Castortransport. Oder fahren Sie am Wochenende nicht zum nächsten Ökowinzer, sondern zu einer Demo, um gegen die geplante Großschlachtanlage im Landkreis zu demonstrieren. Damit ist diesem Planeten sicher mehr geholfen.

Aber auch für die Bioverweigerer ist das natürlich kein Freibrief, im Supermarkt jeden Dreck zu kaufen. Chilenische Erdbeeren im Winter sind ökologisch so sinnvoll wie die neue Ökokennzeichnung für Autos. Da kann öko draufstehen, aber ein Porsche Cayenne pustet trotzdem mehr Schadstoffe in die Luft als ein Smart. Und wenn für die Bewässerung spanischer Melonen ganze Landstriche trockengelegt werden müssen, ist das eine Sauerei. Wer denkt, er muss unbedingt Zuckererbsen aus Vietnam in seinem Wok schmoren, vertraut seine Gesundheit dem vietnamesischen Landwirtschaftsministerium an. Für diese Jungs würde ich meine Hand nicht ins Feuer legen. Vietnamesische Verbraucherschützer haben ganz andere Probleme als Pestizide: Die sind schon froh, wenn sie bei ihren Stichproben nicht in amerikanische Tretminen latschen.

→ **Mein Tipp**

Ob Bio oder nicht Bio, beim Obst- und Gemüsekauf gilt: Unterstützen Sie Produkte aus Ihrer Heimat. Das spart Transportwege und senkt den CO_2-Ausstoß. Natürlich nur, wenn Sie nicht täglich mit Ihrem Landrover zum nächsten Bauern fahren, um sich Ihren Kopfsalat zu holen. Was Sie dabei in die Luft blasen, dafür kann ein Apfel aus Neuseeland dreimal im Container um den Globus schippern. Beehren Sie also bitte Ihre Händler vor Ort.

Und essen Sie Spargel, wenn Spargelzeit ist – und zwar Spargelzeit in Deutschland und nicht in Peru. Kurz: Kaufen Sie regional und saisonal. Da sagen Sie: Aber woher soll ich denn wissen, wann die Lychee bei uns reif ist? In diesem Fall will ich noch mal Gnade vor Recht ergehen lassen. Denn auch mit dem regionalen Gedanken kann man es übertreiben. Deshalb kaufen

Sie bitte auch weiterhin Bananen. Es gibt viele arme Länder, die auf den Export von Südfrüchten angewiesen sind. Aber hier achten Sie bitte streng auf Bio. Denn es gibt Menschen, für die Bio garantiert sehr gesund ist, nämlich für die Bauern.

→ Futter für Fortgeschrittene

Legen Sie einen Ökogedenktag ein. Denn wenn auch deutsche Landwirte nicht mehr ihre Felder mit Dioxinen bestäuben wie der Bäcker den Christstollen mit Puderzucker, so ist das sicherlich ein Verdienst der Biobewegung. Und diese haben schließlich die Ökos losgetreten, die wir heute gerne belächeln. Dafür sollten wir ihnen dankbar sein. Sie haben uns gelehrt, dass Verzicht die wichtigste Form des Umweltschutzes ist. Deshalb üben Sie einmal im Monat Buße an Mutter Natur für die Sünden Ihres Konsumverhaltens. Entsagen Sie dem Biolamm. Lassen Sie Ihr Hybridauto stehen, und buchen Sie an diesem Tag keinen Urlaub im Biosphärenreservat. Hüllen Sie sich stattdessen in einen Lamahaar-Poncho, der so kratzig ist, dass es selbst Ötzi die Haut vom Körper geschabt hätte. Pilgern Sie in klobigen Gesundheitslatschen aus Jutestricken zum nächsten Reformkostladen. Und geißeln Sie einen Tag lang Ihre Magenschleimhäute mit Vollkornbrei, runzeligen Mostäpfeln und Dinkel-Tofu-Frikadellen. Das reinigt Geist und Körper.

 **UNFAIR!**

Ist es nicht unglaublich, wie viel Gutes man heute in einem Supermarkt tun kann? Nicht nur für die Umwelt, auch für die gesamte Menschheit: öko-fairer »AiLaike Handmade Iced Tea Pfirsich-Mango«, »FairFeelsGood-Tee«, »Fairglobe Brauner Rohr-Rohzucker«, »Fair zum Landwirt«-Milch, »Penny Fairtrade«-Rosen – die Liste ist lang … In der Drogerieabteilung finde ich sogar faire Kondome: »Hot Rubber – das weltweit erste Kondom aus fair gehandeltem Latex.« Das erschüttert mich total! Ich hatte beim Sex eigentlich nie das Gefühl, etwas falsch zu machen. Ich meine ethisch: Ich habe noch nie den Akt der Liebe mit schlechtem Gewissen vollzogen. Unter ökologischen Gesichtspunkten ist der CO_2-Ausstoß im Vergleich zu einem ruhigen Mittagsschlaf natürlich miserabel. Aber sonst habe ich meinen schmutzigen Trieben mit der unschuldigen Seele eines Neugeborenen gefrönt. Jetzt schäme ich mich, dass ich auf dem Höhepunkt meiner erotischen Fantasien keine Sekunde an die Arbeitsbedingungen in Kautschukplantagen gedacht habe. Doch ab jetzt wird es für mich heißen: Bumsen für eine bessere Welt.

Der Supermarkt ist heute ein zentraler Ort der Weltverbesserung geworden, denn Konsum ist eine der letzten Partizipationsmöglichkeiten für den politikverdrossenen Bürger. Hier liegt seine eigentliche Macht: Tagtäglich kaufen wir Waren für etwa eine halbe Milliarde Euro ein. (80% der Kaufentscheidungen werden übrigens von Frauen getroffen. Und hier könnte man als Mann schon wieder fragen: Wie fair ist das denn?) Das heißt, mit unserem Griff ins Regal können wir Konsumenten Unternehmen unterstützen oder wieder fallen lassen. Denn das radikalste Mittel im Kampf gegen globale, soziale, ökologische und ökonomische Verhältnisse ist heute der Boykott. Deutsche lieben den Boykott. Vier Fünftel der Deutschen bezeichneten in einer Studie des Allensbach-Instituts den Kaufboykott als ihr wichtigstes Mittel, Einfluss zu nehmen.

Diese Idee ist nicht neu. Schon im 18. Jahrhundert boykottierten die Engländer Zucker aus Sklavenarbeit. In den Siebzigern des zwanzigsen Jahrhunderts kam die Ächtung von Nestlé – der Konzern wurde wegen seiner aggressiven Vermarktungsstrategien von Säuglingsnahrung (Milchpulver) in Entwicklungsländern heftig kritisiert. In den Achtzigern wurden südafrikanische Früchte geächtet, um die Befürworter der Apartheid zu bekämpfen. In den Neunzigern blieb für Shell wegen der Verklappung auf Bohrinseln an deutschen Autos der Tankdeckel zu. Und in diesem Jahrtausend ist der Damm endgültig gebrochen: Heute wird überall alles kaufboykottiert, was nicht einer korrekten politischen Agenda folgt: Katholiken rufen zum Israel-Warenboykott »Besatzung schmeckt bitter« auf. Griechische Verbraucherschutzorganisationen wollen deutschen Produkten wegen Merkels Europapolitik ihre Kaufkraft verweigern. Moslems rufen zur Ächtung von Coca-Cola angesichts des amerikanischen Wirtschaftsimperialismus auf. Und viele Türken boykottieren immer noch französische Produkte, weil diese Froschfresser eine ziemlich einseitige und parteiische Interpretation des Völkermordes in Armenien pflegen. Das ist natürlich hart. Wir wissen doch, wie gerne der Istanbuler Imbissbudenbesitzer nach einem harten Tag am Drehspieß seine Feierabende mit einem guten Burgunder und einer Terrine Gänseleberpastete beschließt.

Aber manchmal ist es mit dem Boykottieren ganz schön schwer. Wenn mir die italienische Politik gegenüber afrikanischen Flüchtlingen nicht gefällt, ist das kein Problem, dann steige ich von Chianti auf französischen Bordeaux um. Ich bin ja kein Türke. Doch den besten Stör gibt es nun mal im Kaspischen Meer. Und es kann ja wohl nicht sein, dass ich auf meinen Kaviar verzichten muss, nur weil der Iran an der Atombombe bastelt oder der kasachische Staatschef die Menschenrechte ein bisschen freizügiger interpretiert. Deswegen geht heute der Trend vom Boykott zum Buycott. Statt verwerfliche Produkte nicht zu kaufen, entscheidet sich der empörte Konsument gezielt für Waren, die moralisch erhaben sind. Zum Beispiel Krombacher Pils. Die Großbrauerei war der Vorreiter in Sachen karitativer Konsum. Schon 2002 hieß es: »Mit einem Kasten Bier können Sie einen Quadratmeter Regenwald retten.« Die versteckte Logik dahinter: »Je mehr Bier ich trinke, desto mehr Regenwald rette ich.« So erzählten mir Freunde stolz, sie hätten auf einem Festival-Wochenende das gesamte Kongobecken renaturiert! Wenn sie sich da mal nicht getäuscht haben: Laut Regenwald-Report werden jährlich mehr als zehn Millionen Hektar Tropenwald abgeholzt. Das sind 100 Milliarden Quadratmeter. Das heißt, es müssten täglich in Deutschland 274 Millionen Kisten Krombacher getrunken werden, um den gegenwärtigen Verlust an Regenwald zu kompensieren. Eine Aufgabe, die vielen jungen Naturschützern wahrscheinlich die Leber kosten wird.

Auch wenn Krombacher für diese Aktion eher belächelt wurde, hat das Modell doch Schule gemacht. Heute kann man im

Supermarkt alles unterstützen: Mit Mineralwasser werden Brunnen in Indien ausgehoben, mit Schokolade die Schulbildung afrikanischer Kinder finanziert und mit Babybrei Säuglingsstationen in Osteuropa gebaut. Mittlerweile richte ich meinen täglichen Bedarf an konkreten Hilfsprojekten aus. So überfliege ich meinen Einkaufswagen und sage: »Fein, mit der Zahnpasta habe ich ein SOS-Kinderdorf mitfinanziert! Und mit den Frühstücksflocken eine Jugendheim-Sporteinrichtung. Was fehlt noch? Stimmt, die Käsecracker für Landminenopfer in Bosnien.«

Das Paradies kann da entstehen, wo sich Hedonismus und Humanismus tatkräftig die Hände reichen.

Ein Ende ist nicht in Sicht: Marktforscher erkennen eine steigende Nachfrage nach Fairness. Nicht mal die Lebensmitteldiscounter können sich dem entziehen – manche gründen sogar ihr eigenes Label, wie zum Beispiel Lidl. Ein Unternehmen, das berühmt ist für seine exzellenten Arbeitsbedingungen und üppigen Gehälter. Denn mit moralischen Produkten kann man sündhaft viel Geld verdienen. Schließlich gehört eine tadellose Imagepflege zu den wesentlichen Säulen des modernen Marketings. So beißt der Konzern dann in den sauren Apfel und zahlt den Kaffeepflückern in Afrika einen Cent mehr fürs Kilo. Kein Problem, zum Ausgleich können sie die Milchbauern in Bayern weiter durch Preisdumping ausbeuten. Marktwirtschaftlich muss sich die Fairness auf alle Fälle rechnen.

Ich muss zugeben, ich fühle mich als Konsument langsam echt ein bisschen überfordert. Wie soll ich damit umgehen, dass von meiner Kaufentscheidung auf einmal das Wohl der Welt abhängt? Da denkst du einmal nicht richtig nach, kaufst am Bahnhofskiosk einen Flasche Kakao und schwups – schon wieder stapft irgendwo in Ghana ein ABC-Schütze bewaffnet durch den

Busch. Die Politik wälzt das schlechte Gewissen auf uns Verbraucher ab. Das ist unfair! Warum sorgen die Regierenden
nicht dafür, dass internationale Regeln für einen gerechten Handel und internationale Standards eingeführt werden? Oder zumindest eine verbindliche Regelung, was genau als Fair-Trade-
Produkt deklariert werden darf. Fair ist kein geschützter Begriff
wie bio. Ein Bioschwein, dem gentechnisch veränderter Mais
verfüttert wurde, hat vor Gericht mehr Chancen als ein hun-
gernder Teepflücker. Fair ist relativ: Während der eine Konzern
es fair findet, dass auch in seiner Niederlassung in Kolumbien
ein Betriebsrat gewählt wird, finden es andere Unternehmen
schon fair, nach einem Streik dem Gewerkschaftsführer die Be-
erdigung zu bezahlen. Der eine Konzern hält Kinderarbeit für
eine Sauerei, der andere meint, in einem armen Land wie Bang-
ladesch arbeitslos zu sein sei auch für einen Neunjährigen kein
Spaß.

Sie werden sich jetzt denken: »Das hört sich aber negativ an.«
Meint der Philipp etwa, man soll kein Fair Trade kaufen? Um
Gottes willen, natürlich sollen Sie das. Der Marktanteil dieser
Produkte liegt in Deutschland gerade mal bei einem Prozent.
Und das, obwohl laut Umfrage 50 Prozent der Deutschen den
fairen Handel unterstützen wollen. Also jeder will's, aber keiner
tut's. Das ist natürlich bitter. Denn hinter dieser Idee steht im
Wesentlichen die Zahlung von Mindestpreisen, Mindestlöhnen,
menschenwürdige Arbeitsbedingungen, Verbot von Kinderar-
beit und manchmal sogar die Finanzierung von Bildungs- und
Sozialprogrammen. Und wenn Sie fairen Handel unterstützen
wollen, sollten Sie sicher sein, dass Sie sich für das richtige
Fair-Trade-Siegel entscheiden. Sehr gute Noten hat die Stiftung
Ökotest zum Beispiel an die Label Fairtrade, GEPA, El Puente,

BanaFair oder dwp vergeben. Und das Zeug können Sie von mir aus auch im Discounter kaufen, warum nicht? Schließlich ist es für einen Notleidenden egal, ob die Spende in der Kirche oder im Puff gemacht wird.

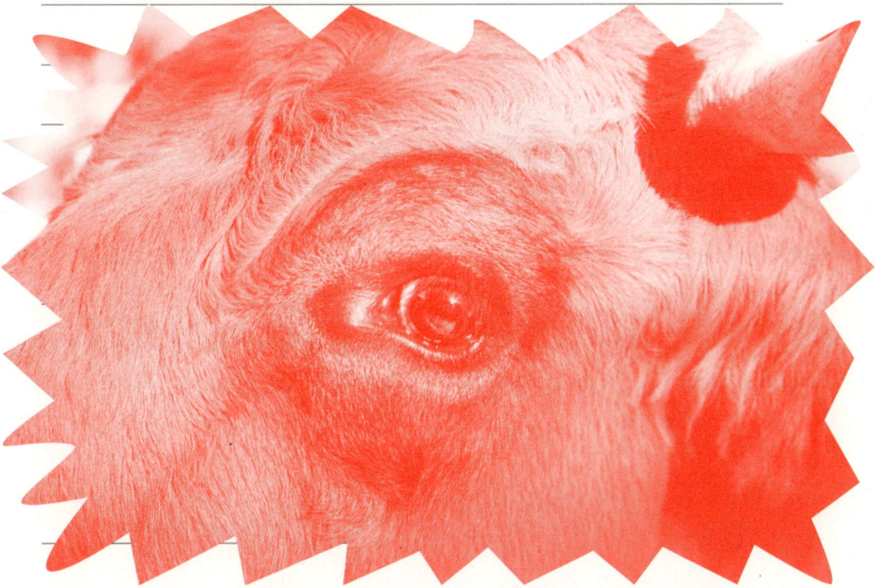

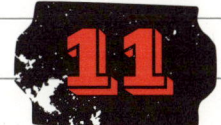

DIE VERSUCHUNG DES FLEISCHES

oder: „Lust und Sünde!"

KAPITEL-NR.

11

Die Fleischtheke. Eingeschweißtes Fleisch in Styroporschalen zieht an uns vorbei. Geht dann fließend in eingeschweißten Käse in Styroporschalen über und endet bei einem Regal mit Produkten, die noch trostloser wirken.

»Schau dir das an, Sanne: Veggie-Bolognese, Veggie-Wienerle, Veggie-Gulasch, Veggie-Gyros, Veggie-Burger, Veggie-Bifi …«

»Warum nicht gleich Veggie-Schlachtplatte?«

»Ich verstehe auch nicht, warum vegetarische Produkte immer Fleisch imitieren müssen. Man konvertiert doch auch nicht zum jüdischen Glauben und nennt dann sein Kind Adolf.«

»Die denken wahrscheinlich, wenn unsere armen Kunden schon kein Fleisch essen dürfen, dann soll das Zeug wenigstens aussehen wie ein ordentliches Schnitzel.«

»Und alles auf Tofubasis, hier guck: 28% Tofu, 23% Tofu, 40% Tofu …«

»Am schlimmsten finde ich diese Brotaufstriche: Beim ersten Bissen denke ich noch, na ja, kann man essen. Beim zweiten Bissen weiß ich schon …«

» …dass ich mich beim dritten übergeben muss.«

Unser Fleischkonsum in Zahlen

Tofu hin oder her, der Vegetarier hat recht! Der weltweite Fleisch-konsum hat beängstigende Ausmaße angenommen. Die Fleisch-produktion ist mittlerweile ein ernstes Problem für unseren Planeten. Führen Sie sich mal folgende Zahlen zu Gemüte. Ungefähr 300 Millionen Tonnen Fleisch werden jährlich pro-duziert. Zum Vergleich: In den Fünfzigerjahren waren es noch circa 40 Millionen Tonnen. Allein in Deutschland werden jähr-lich vier Millionen Rinder und 56 Millionen Schweine geschlach-tet. Alle zehn Sekunden wird eine Sau betäubt und abgestochen. Rein statistisch gesehen, vertilgt jeder Deutsche in seinem Leben 1094 Tiere; darunter vier Kühe, 12 Gänse, 37 Enten, 46 Schweine und 964 Hühner. Wenn Noah Deutscher gewesen wäre, hätte keines seiner Viecher die vierzig Tage Sintflut überlebt.

Täglich werden in den Kühlregalen deutscher Supermärkte tonnenschwere Berge von Billigkadavern aufgebahrt und ver-schachert. Mit Fleisch hat das Feilgebotene meist nur noch we-nig zu tun. Die rosafarbene Masse ähnelt eher einem in Antibio-tika getränkten Waschlappen, der so mit weiblichen Hormonen vollgepumpt wurde, dass selbst uns Männern nach dem Verzehr die Milch einschießt. Erinnern Sie sich: Richtiges Fleisch ist fest und rot und wild duftend und archaisch. Dieses Discounter-zeug ist wässrig, wabbelig, grau und geruchlos. Wenn man es an-braten will, entstehen Dampfwolken, als versuche man, eine Scheibe Wassermelone zu frittieren. Die kümmerlichen Reste, die in der Pfanne übrig bleiben, gleichen Schuhsohlen – nicht nur in der Konsistenz, sondern auch im Geschmack.

Es wird mit kaum einem Nahrungsmittel so viel Schindlu-der getrieben wie mit Fleisch. In Trüffelleberpastete sind keine

Trüffel, geschweige denn Leber. Beim Kochschinken werden Fleischstücke mit Eiweißkleber zusammengeleimt. Formfleisch! Oder wissen Sie, wie Chicken Nuggets hergestellt werden? Nein? Wenn Sie die Dinger gerne essen, lesen Sie besser nicht weiter …

Da werden bei Schlachtabfällen – mittels Hochdruckstrahler – die Fleisch- und Fettreste von den Knochen gespritzt und mit Wasser gestreckt. Die Gewinnspanne muss schließlich stimmen. Weil sich bei dieser Behandlung natürlich auch das letzte Geschmacksatömchen verflüchtigt, wird die schleimige Masse anschließend mit Hühneraroma, Salz und Gewürzen ordentlich aufgepimpt. Unter Zugabe von Stärke und Geliermittel wird das Gemisch zu kleinen Briketts geformt und schließlich paniert. Voilà! Fertig ist der Verkaufsschlager der Tiefkühl- und Fast-Food-Industrie. Und jetzt wird auch der Begriff »Nugget«, der aus der Edelmetallgewinnung kommt, klar: Gold findet man bekanntlich im Dreck – und die Fleischindustrie macht aus Dreck Gold.

Die ganz normale Hühner-Hölle

Aber das eigentliche Drama ist natürlich, was die moderne Fleischindustrie für die Tiere bedeutet. Gerade die Geflügelproduktion ist heute vielerorts eine ornithologische Vorhölle. Wir alle haben die Bilder von nackten, dreckigen Lagerhennen in engen und kahlen Drahtverhauen im Kopf. »Diffamierender Unfug«, sagen Industrie und Politik, »gerade in der Geflügelhaltung hat sich sehr viel zum Wohle des Federviehs getan. Legebatterien sind in Europa sogar verboten.« Der Verstoß gegen dieses

Gesetz wird auch strengstens überwacht und in den meisten Ländern so unbarmherzig geahndet wie öffentliches Nasepopeln an einem Staatstrauertag. Nur noch in ganz, ganz seltenen Fällen leben Hühner in alten Käfigen. Ich habe gelesen, dass es so ungefähr 18 Millionen Legehennen sind. In Europa braucht es offensichtlich relativ viele Ausnahmen, um eine Regel zu bestätigen.

Eier aus unvorschriftsmäßiger Haltung sind nach europäischem Recht offiziell verboten. Das hat eine skurrile Konsequenz: Neben unversteuerten Zigaretten und geklauten Elektrogeräten sind illegale Eier die heißeste Ware in Europa. Paradoxerweise darf der »Stoff« nämlich weiterhin in der Lebensmittelindustrie verarbeitet werden, zum Beispiel als Trockenei. Denn wenn die Eier schon mal da sind, kann man die guten Lebensmittel nicht einfach in den Müll kippen, das wäre ja echt eine Schande. Hoffentlich lassen sich unsere Drogenfahnder nicht von dieser Logik anstecken!

Bei uns Deutschen, den Strebern der Europäischen Union, sind an die Stelle der Hühnerkäfige sogenannte Volieren getreten. Das klingt schon eher nach Papagenos Gartenlaube als nach Vogel-KZ. Nun stehen jedem Huhn statt der bisher üblichen 550 cm² (der Größe eines Schulheftes) verschwenderische 1100 cm² (die Größe von zwei Schulheften) zur Verfügung. Das sind natürlich ozeanische Ausbreitungsmöglichkeiten, die sich da unseren Hühnern bieten … Außerdem sind diese Vogelparadiese mit Scharrbereich und Sitzstangen ausgestattet. Ich finde, man kann es auch übertreiben! Was kommt als Nächstes? Minibar und Wasserbett? Aber es wird noch toller: Die Tiere werden nur noch in Kleingruppen gehalten, wahrscheinlich mit eigenem Sozialpädagogen im Nestbereich.

Aber leider besteht eine Kleingruppe aus etwa 60 Tieren. Es handelt sich also um eine sehr, sehr große Kleingruppe. Und da liegt der Hase im Pfeffer oder besser die Henne im Korn begraben: Denn wenn man eines über Hühner sagen kann, dann, dass sie ihren Artgenossen gegenüber ziemlich asozial eingestellt sind. Es handelt sich um kleine Geschöpfe mit riesigen Egos. Hennen sind die Diven unter den flugscheuen Piepmätzen. So eine Madame braucht Platz, andernfalls beginnt die Hühnerbissigkeit. Sie picken und hacken und lassen an ihren Käfigmitbewohnerinnen keine gute Feder. Bei Stress kommt es unter den Mädels sogar zu Kannibalismus. Was sind das für blöde Viecher? Ich rufe den unterdrückten Hennen dieser Welt zu: »Genossinnen. Solidarisiert euch! Eine Henne mag ein schwaches Tier sein. Aber 20 000 gewetzte Schnäbel können einen Bauern zu Knochenmehl verarbeiten!«

Millionen von Legehennen werden derzeit in Deutschland in diesen reizenden Kleingruppen gehalten. Aber ihre Eier werden natürlich nicht in den Supermärkten verscherbelt. Denn der Konsument achtet mittlerweile auf Öko-, Freiland- oder Bodenhaltung. Das sind die Eier mit der Kennziffer »Null« bis »Zwei« auf der Schale. Die böse »Drei« (Käfig) kauft keiner. Diese Hühnerlagereier werden verborgen vor den Augen des tierfreundlichen Konsumenten heimlich ins Essen gemischt – zum Beispiel in die Fertigcarbonara. Da kann das Frühstücksei von sorgfältigen Bauernhänden persönlich aus dem Po der Henne gestreichelt worden sein – den Frevel an Mutter Natur verbricht der ahnungslose Konsument beim Teegebäck.

Mein kurzes Leben als Vegetarier

Angesichts der Zustände in deutschen Mastbetrieben sollten wir bei Markennamen wie »Bauernglück« oder »Wiesenhof« vor den Kühltheken in höhnisches Gelächter ausbrechen. »Endstation Wurst« oder »Apokalypse cow« wären treffender. Immer mehr Menschen sagen zu Recht: Diese Massentierquälerei wollen wir nicht länger unterstützen, deswegen essen wir kein Fleisch mehr. Früher waren Vegetarier eine Randgruppe, vor allem auf dem Land. Der Mensch im Dorf, der keinen Schweinebraten aß, war irgendwo zwischen Moslem und langhaarigem Bombenleger angesiedelt – ein ganz dubioses Subjekt! Das hat sich gewandelt. Der Vegetarismus ist auf dem Vormarsch und steht zunehmend für Erfolg und Sex-Appeal: Sehen Sie sich die ganzen Hollywood-Stars an: Natalie Portman, Michelle Pfeiffer, Penelope Cruz … alles Vegetarierinnen. Man muss zugeben, der Vegetarismus hat irgendwie Stil: In eine knackige Karotte zu beißen ist ein geradezu erotischer Akt. Aber versuchen Sie mal eine Weißwurst zu zuzeln und dabei gut auszusehen. Da haben Sie keine Chance.

Ich muss bekennen, aufgrund der erschlagenden Argumente beschloss auch ich vor drei Jahren, die Finger von der Wurst zu lassen. Kein Schnitzel kam über meine Lippen, keine Bulette entweihte meine Zunge, es galt: »Ade, du stolzer Sauerbraten, holdselig waren deine Gerüche. Doch du bist ein Relikt aus vergangener Zeit. Verzicht auf Fleisch ist der Ausgang des Menschen aus seiner selbst verschuldeten Verfressenheit. Wir gehen jetzt einer anderen Welt entgegen. Einer Welt, die besser ist!« … Bis auf das Essen.

Das Problem war: Schon nach acht Wochen hatte ich derart

an Gewicht verloren, dass meine Freundin – selbst strenge Vege-
tarierin – mir drohte, sie würde mir persönlich ein Schwein in
der Badewanne schlachten, wenn ich mir nicht sofort etwas blu-
tiges Muskelgewebe, von welchem Geschöpf Gottes auch immer,
besorgen würde. Denn statt nur auf Fleisch zu verzichten, habe
ich gar nichts mehr gegessen. Ich entschuldige dies ein wenig mit
meinem Beruf: Wenn man seine Nahrung selbst zubereiten
kann, schafft es jeder Anfänger, auf Fleisch zu verzichten. Doch
als Kabarettist bin ich acht von sieben Tagen in der Woche unterwegs. Das heißt, ich bin bei meiner Ernährung auf die Gastronomie angewiesen. Fahren Sie mal durch die deutsche Pro-
vinz und sagen in einer bürgerlichen Wirtsstube, dass Sie kein
Aas essen. Da schaut der Ober Sie an, als hätten Sie einen Spreng-
stoffgürtel unter dem Jackett. Die Speisekarten lesen sich wie
glühende Manifeste für die Tilgung jeglichen tierischen Lebens
von dieser schönen Erde. Keinen Salat, der nicht unter Bergen
von Putenkadavern begraben würde, kein Flammkuchen ohne
Speck, keine Linsensuppe ohne Wurst und keine Spinatnudeln
ohne Lachs. Ich muss harsche Kritik an der deutschen Gastronomie üben. Wenn es um vegetarisches Essen geht, sind manche
Köche an Einfallslosigkeit und Ignoranz kaum zu überbieten.
Und ich schließe da auch die besseren Restaurants mit ein. Erst
vor Kurzem bekam meine Freundin bei einem Fünf-Gänge-Ge-
lage – während der Rest der Runde sich an Flusskrebstartar
mit Kresseschaum schadlos hielt – einen Beilagensalat hinge-
knallt, den selbst »Horsts Frittenröste« im Frankfurter Bahn-
hofsviertel nicht schlechter hinbekommen hätte.

An alle Köche da draußen: Vegetarier hassen ihr Essen nicht!
Es gibt deshalb keinen Grund, ihnen labbriges Gemüse mit
einer Mehlschwitze als ernsthafte Alternative für Rehrücken im

Blätterteigmantel zu verkaufen. Selbst der blondeste Küchen-
bulle schafft es, aus Jakobsmuscheln, Lammnüsschen und Gänse-
stopfleber ein Menü zu zaubern, das kleine Geister beeindru-
cken mag. Fakt ist: An den vegetarischen Gerichten erkennt man
wahre Meisterklasse!

Aber trotz aller gastronomischen Entbehrungen blieb ich
eisern. Ergebnis: Nach einem Jahr konnte ich an gar nichts anderes mehr denken als an totes Tier. Nachts habe ich von Blutwürs-
ten auf winzigen Füßchen geträumt, die von mir mit Messern
und Gabeln durch die Tübinger Innenstadt gejagt wurden. Ich
habe ganze Nachmittage vor Dönerbuden verbracht, nur um die
Moleküle von gebratenem Fleisch zu inhalieren. Ernüchternd
musste ich feststellen: Ich war auf Entzug. Mein Körper schrie
nach tierischem Protein. Nie wieder rösche Bratwürste? Nie wieder knuspriger Speck? Nie wieder der Sau das Brät aus der eigenen Darmhaut saugen? Rauchen ist so leicht aufzugeben, das
habe ich schon zwanzigmal geschafft. Warum komme ich von
den Buletten nicht runter? Ich habe gelesen, im Fleisch sei reich-
lich Tryptophan vorhanden, das im Körper zu Serotonin umge-
baut wird – derselbe Stoff, den das Hirn bei Haschischkonsum
ausschüttet. Eine Schweinshaxe macht also im Grunde nicht satt,
sondern stoned. Das heißt aber auch: Ab dem ersten Happen ist
man süchtig. Die Scheibe Gelbwurst, die mir die Metzgerin im
zarten Alter von drei Jahren in den Mund schob, war mein erster
Schuss.

Dann habe ich etwas getan, was ich nur in Ausnahmefälle zu
tun pflege: Ich habe nachgedacht. Es konnte doch nicht sein,
dass ich mich mein Leben lang mit Selbstvorwürfen geißele, nur
weil ich hier und da mal eine Wurststulle kauen möchte. Das
Problem musste doch zu lösen sein. Das Schöne am mensch-

lichen Verstand ist, dass er immer vernünftige Gründe finden kann, sein unvernünftiges Verhalten nicht zu ändern. Warum soll man eigentlich kein Fleisch essen dürfen? Gleich vorweg: Ich werde im Folgenden in kurzen Worten ein Thema bearbeiten, das ganze Buchbände füllt. Ein Versuch, der natürlich zum Scheitern verurteilt sein muss. Ich werde Ihnen meine persönliche Sicht der Dinge zeigen, die Ihnen lediglich als Denkanstoß dienen kann.

Vegetarismus – Pro und Contra

In medias res. Für den Vegetarismus sprechen im Wesentlichen drei Hauptargumente: Wer Fleisch isst, esse Hungernden das Essen weg, Fleisch mache die Umwelt kaputt, und Fleisch töte Tiere.

Argument 1

Betrachten wir das erste Argument: Fleischkonsum habe einen negativen Einfluss auf die Welternährung. Fakt ist, dass zur Erzeugung von Fleisch heute ein Vielfaches an Getreide verfüttert wird. Für ein Kilo Rindfleisch sind das rund 16 Kilo Getreide. Wenn Millionen von Menschen Hunger leiden, ist es natürlich absurd, Nahrungsmittel an Vieh zu verfüttern. Da liegt die Annahme nahe, dass bei einem Verzicht auf Fleisch zwangsläufig mehr Weizen für die Armen übrig bleibt. Mag sein. Aber alles, was ich bisher über meine eigene Spezies weiß, lässt mich an diesem Gedanken sehr zweifeln. Schon heute könnte – trotz Fleischproduktion – jeder Mensch genug zwischen die Kiemen bekommen. Denn ein Drittel der Welternte wird einfach wegge-schmissen. Unzählige Tonnen von Brot und Getreide werden in Biogasanlagen verfeuert. Andere Länder exportieren in großem Stil Nahrungsmittel an den Meistbietenden, obwohl große Teile ihrer eigenen Bevölkerung hungern. Oder es werden Biozu-ckererbsen für den europäischen Markt angebaut statt Grund-nahrungsmittel wie Reis. Und warum? Weil auf dieser Welt nur der Mensch essen darf, der dafür bezahlt. Wer kein Geld hat, hungert. So einfach ist das. Wahrscheinlich ist die Idee, Getreide an Rinder zu verfüttern, überhaupt erst entstanden, weil so viel übrig war, dass der Bauer gar nicht wusste, wohin damit. Und bevor ich es meinem parasitären Nachbarn gebe, verfüttere ich es lieber an meine Kühe.

Man kann den Hunger auch nicht ernsthaft bekämpfen, in-dem man die Nahrungsmittel verschickt. Im Gegenteil, das macht alles nur noch schlimmer. Denn wir Europäer exportieren jähr-lich Millionen Tonnen Essbares in die armen Regionen dieser Welt. Ich spreche hier von Hilfslieferungen der UN in Dürre-gebiete und Bürgerkriegsregionen. Auf jedem afrikanischen Wochenmarkt kann man heute italienisches, französisches oder spanisches Gemüse kaufen. Auch deutsches Geflügel erfreut sich in Afrika allerhöchster Beliebtheit. Schließlich fallen in Europa jährlich Millionen Tonnen Schlachtabfälle an. Bis heute weiß ja kein Mensch, warum der liebe Gott den Hühnern Füße, Hals, Flügel und Rückgrat gab. Schließlich essen kultivierte Menschen nur die zarte Brust. Und wohin mit dem Abfall? Zur Resterampe Afrika. Doch dadurch wird nicht der Hunger verkleinert, son-dern nur das Problem verschärft. Denn gegen die importierten

Billigprodukte können die einheimischen Bauern nicht anstinken. Was für ein perverser Wirtschaftskreislauf: Gentechnisch veränderte Billigtomaten werden von Spanien nach Afrika exportiert, machen dort die Preise kaputt, was die lokalen Landwirte in die Arbeitslosigkeit treibt, die dann als Erntehelfer an die Costa Brava emigrieren, wo sie durch ihre extrem moderate Lohnvorstellung helfen, die Tomaten noch billiger zu produzieren, die dann – mit freundlicher Unterstützung der EU – nach Afrika exportiert werden können, und so geht das ewig weiter …
Wer also den Hunger bekämpfen will, muss die Armut bekämpfen. Und das erreicht man durch politisches Engagement. Oder durch Geld. Wenn Sie etwas gegen den Hunger tun wollen: Essen Sie ruhig hier und da mal ein gutes Steak, und spenden Sie einen Teil Ihres Einkommens an »Brot für die Welt«. Da ist aus meiner Sicht mehr getan.

Argument 2

Kommen wir zu dem zweiten Hauptargument, das für eine vegetarische Lebensweise spricht: Der Fleischkonsum ist ein ökologisches Desaster. Hier fällt es mir schon schwerer, meinen Verstand zu überlisten. Denn die Fleischproduktion verbraucht wirklich irrsinnige Mengen an Energie, Wasser und Land. 30 % der weltweiten Anbauflächen nutzen wir zur Futtermittelherstellung. Dafür werden Tropenwälder abgeholzt und der letzte Tropfen Wasser aus dem Boden gepresst, um noch die ödesten Landstriche zu bewässern. Außerdem hinterlassen die Tiere riesige Seen von Gülle. Da keiner weiß, wohin mit dem Mist, wird er über die Felder geschüttet. Länder mit ausgeprägter Viehwirt-

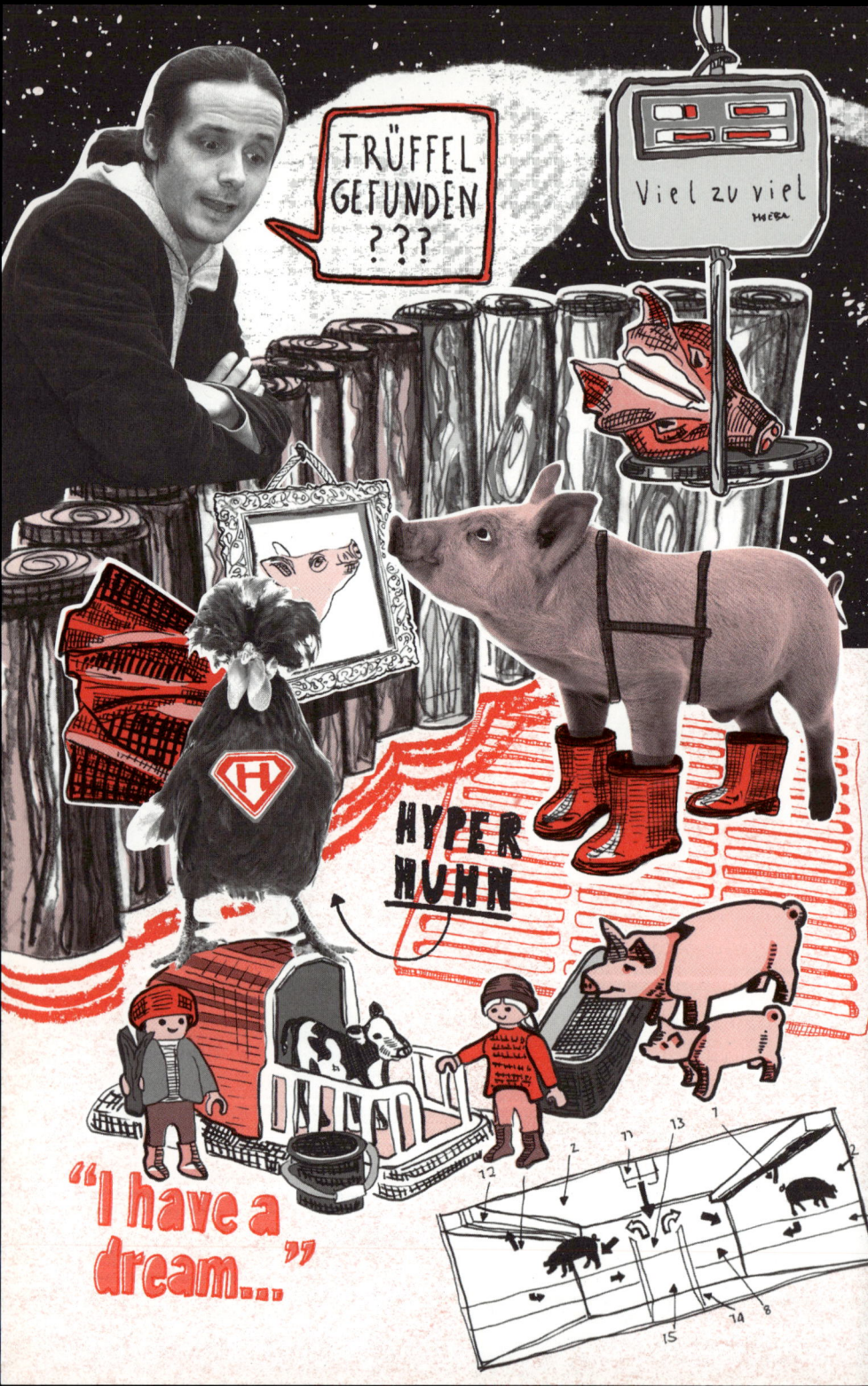

schaft wie Holland sind geradezu mit Scheiße überzogen. Vielleicht flüchten deswegen Karawanen von Niederländern mit ihren Wohnwagen in die deutschen Mittelgebirge. Das hilft ihnen aber auch nichts, denn aus dem Kot steigt Ammoniak gen Himmel, wird vom Winde verweht und kommt an anderer Stelle mit dem Regen wieder runter. Schon grotesk: Erst entsorgt der Tulpenknicker die Scheiße auf seinem Feld, düst dann ins Ausland, um dort von seiner eigenen Scheiße beregnet zu werden. Der ammoniakhaltige Niederschlag ist extrem sauer und macht die Wälder kaputt. Ökologisch kann man sagen: Eine Kuh ist für die deutsche Eiche gefährlicher als ein Schwarm Borkenkäfer.

Doch die Überdüngung hält noch weiter reichende Folgen für die Umwelt parat: Der Dung führt zum Artensterben auf dem Land und zur Algenblüte im Wasser. Wenn es so weitergeht, brauchen wir keinen Ostseetunnel mehr, dann können wir auf einem riesigen Algenteppich nach Schweden fahren. Besonders unappetitlich: Alle vierzig Sekunden rülpsen 1,5 Milliarden Rinder einen Ballon voll Methan in die Luft und sind schätzungsweise für 18 % der Treibhausgasproduktion verantwortlich. Von den Emissionswerten her ist die Kuh also ein Kleinwagen. Eigentlich noch schlimmer, denn welcher Kleinwagen kackt schon auf dem Parkplatz, auf dem er steht?

Es gibt Zukunftsforscher, die sagen: Die moderne Fleischproduktion ist eine Katastrophe von solchem Ausmaß, dass künftige Generationen die Fleischfresserei schlichtweg verbieten werden. Fleischkonsum wird damit zum Verbrechen, und die Zukunft sieht dann so aus: Die Typen, die heute am Bahnhof Haschisch verkaufen, dealen plötzlich mit Leberkässemmeln. Und in der Zeitung lesen wir: »Großer Erfolg für die Wurstfahndung in

234 DIE VERSUCHUNG DES FLEISCHES

Köln. Beamte der Einsatzgruppe ›Landjäger‹ haben einen illegalen Fleischwurststring hochgenommen. Der Innenminister machte noch einmal deutlich: Schwarzwursten ist kein Kavaliersdelikt.«

Wenn das Hauptproblem der modernen Fleischindustrie darin besteht, dass Futterpflanzen unter enormer Ressourcenverschwendung produziert werden, um sie an Tiere zu verfüttern, dann liegt doch folgender Gedanke nahe: Würden wir weniger Fleisch essen, bräuchten wir weniger Getreide oder Soja. Es müsste folglich weniger von diesen Pflanzen angebaut werden, und der Regenwald könnte stehen bleiben. Natürlich ist es Wahnsinn, dass Getreide an Rinder verfüttert wird. Seit wann fressen Kühe denn Getreide? Mein Grundschullehrer hat mir noch beigebracht, dass Kühe auf der Weide grasen und keine Müsliriegel mampfen. Selbst die Methanrülpserei wäre dann bestenfalls ein ästhetisches, weniger ein ökologisches Problem. Laut einer Studie des Naturschutzbundes binden Weideflächen mehr CO_2, als selbst die gastritischste Kuh an Gas aufstoßen kann. Eine saftige grüne Wiese, auf der sich duftende Blumen mit dampfenden Kuhfladen harmonisch vereinen, bildet Humus. Und das ist gebundener Kohlenstoff und das Weideland damit ein echter CO_2-Schlucker. Auch wenn wir durch die moderne Massentierhaltung einen furchtbaren Überschuss an Mist produzieren: Ein bisschen Gülle brauchen wir Menschen schon, nämlich zum Düngen. Vor allem der Biolandbau ist auf ein gewisses Maß an Tierhaltung angewiesen, denn hier sind Kunstdünger verboten. Logisch – weil Kunstdünger unter dem Einsatz fossiler Brennstoffe aus dem Luftstickstoff gebunden werden muss. Das klingt vielleicht paradox: Ein Sojaburger aus konventioneller Landwirtschaft ist ein größerer Klimakiller als eine Kuh aus Weidelandhaltung. Durch Weidelandhaltung wird noch ein weiteres Problem gelöst: Wenn Kühe Gras fressen, essen sie niemandem Nahrungsmittel weg. Denn selbst der hungrigste Weltenbürger kann nun mal kein Gras verdauen. Wir sehen: Grasende Kühe sind weder Klimakiller noch Essensvernichter. Ob wir genug Weidefläche haben, um unsere blinde Gier nach Triple-Burgern und Mega-Bockwürsten zu befriedigen, sei dahingestellt. Aber wenn wir es schaffen, unseren Fleischkonsum an die Produktionsmittel (wie Marx sagen würde) anzupassen, wäre eine nachhaltige Fleischproduktion durchaus möglich.

Argument 3

Kommen wir zum letzten und fundamentalsten Argument für eine vegetarische Lebensweise: Für Fleisch müssen Tiere geschlachtet werden. Warum sollte uns Menschen das erlaubt sein? In der Bibel steht doch unmissverständlich: »Du sollst nicht töten.« Da steht nicht: »Du sollst keine Menschen töten.« Da steht auch nicht: »Du sollst keine Menschen töten und keine Tiere, die Stöcke apportieren.« Dem Menschen war es stets bewusst, dass die Tötung eines Tieres ein gewalttätiger Akt ist, ein Eingriff in die Schöpfung. Und dass den Tieren nur aus einem einzigen Grund ihr Leben genommen werden darf: um zu überleben. So bedankten sich Indianer auch nach der Jagd beim erlegten Wild. Heute würden wir in die Psychiatrie eingewiesen werden, wenn wir bei Aldi eine Packung Buletten aufrissen und ein Dankesgebet in die PET-Schale flüsterten. Ein schöner Akt wäre es dennoch.

Auch wir Deutsche wissen, dass Tiere zu essen nicht ganz unproblematisch ist. Warum unterscheiden wir sonst zwischen Haus- und Nutztieren? Also in zu tötende und nicht zu tötende Tiere? Warum ist es vollkommen normal, beim Gassigehen eine Schweinsbockwurst zu mümmeln? Aber mit einem Schwein auf dem Schoß an einem Dackelschenkel zu nagen, das gilt als abnorm. Warum essen wir Kühe und keine Katzen? Klar – Katzen sind stolze und elegante Geschöpfe. Kühe dagegen sind furzende Viecher mit eklig nassen Schnauzen, die sogar mit der Zunge in der Nase popeln, widerlich! Außerdem haben Rindviecher das Pech, als Haustier wahnsinnig unpraktisch zu sein. Ein Stier im Vorgarten mag zum Schutz gegen Einbrecher einen gewissen Zweck erfüllen, doch mit einer Kuh an der Leine am Samstag shoppen zu gehen ist einfach nur lästig. Trotzdem bin ich mir sicher, wenn wir Schweine und Rinder als Haustiere hielten, würden die wenigsten Menschen sie auch essen.

Warum also sollten wir Menschen massenhaft Tiere für den Fleischkonsum töten dürfen? In so vielen Dingen unterscheiden sie sich überhaupt nicht von uns: Tiere leben, vermehren sich, empfinden Schmerz, empfinden Freude und Trauer. Manche Tierschützer sagen, dass wir Menschen nur alle Lebewesen diskriminieren, die nicht zu unserer Art gehören. Sie sprechen dabei von Speziesismus, also quasi Rassismus gegen Tiere. Für sie ist es daher kein kategorialer Unterschied, ob man Frauen oder Kühe unterdrückt. Nur dass es in vielen Ländern dieser Erde den Kühen besser geht als den Frauen. Auch wenn es im ersten Moment etwas überzogen klingen mag, so ist das Argument des Speziesismus trotzdem nicht ganz von der Hand zu weisen. Wenn wir ehrlich sind, leiten wir das Recht auf Fleischkonsum von der Überzeugung ab, dass wir Menschen die Krone der

Schöpfung sind. Wenn wir Menschen Tiere essen, ist dies letztlich ein Ausdruck von Macht. Weshalb man unseren Fleischkonsum auch als Machtmissbrauch interpretieren könnte.

Rettet die Rübe!

Aber was ist eigentlich mit den Pflanzen? Holen Vegetarier nicht die Tiere unter den Rettungsschirm der systemrelevanten Lebewesen, während die Pflanzen weiter im Regen stehen? Tiere zu essen ist tabu, doch Pflanzen dürfen gefuttert werden, als ob es kein Morgen gäbe? Dabei will eine Pflanze auch nicht gegessen werden! Keine Kartoffel will, dass man ihr die Augen aussticht. Keine Erbsenschote will ihre Babys aus dem grünen Leib gerissen bekommen. Keine Tomate überbrüht und gehäutet, kein Spargel geköpft werden. Pflanzen sind wehrlos! Wie feige ist es eigentlich, sich an einer Karotte zu vergehen? Die kann noch nicht einmal wegrennen. Und wie gemein ist es, dem Baum einen Apfel zu entreißen? Gut, der kann Ihnen seine Früchte wenigstens auf den Kopf plumpsen lassen. Aber während ein Kalb seinen Schmerz rausbrüllt, leidet ein Kopfsalat stumm.

So wie Fleischfressern völlig zu Recht vorgeworfen werden kann, dass sie die Trennlinie zwischen Mensch und Tier ziemlich willkürlich ziehen, so kann man auch argumentieren, dass die Unterscheidung zwischen Tier und Pflanze wahllos getroffen ist. Vegetarier schreiben Tieren ein Lebensrecht zu, das sie den Pflanzen absprechen. Die Möhrenschänder! Natürlich kann man behaupten, dass Pflanzen keinen Schmerz empfinden. Aber können wir da so sicher sein? Pflanzen reagieren auf viele Umweltreize: Hitze. Kälte. Licht. Dunkelheit … Vielleicht empfinden sie bei Wassermangel oder bei physischer Gewalt keinen Schmerz, sondern irgendetwas anderes. Was ich damit sagen will: Pflanzen sind auch Lebewesen, deren Lebensrecht man mit ähnlichen Argumenten verteidigen kann wie das der Tiere.

Übrigens wird nur allzu leicht vergessen, dass für die vegetarische Ernährungsweise auch tierisches Leben getötet wird: Mäuse und Rehkitze werden in Erntemaschinen zerschreddert, die Maulwürfe von Traktorreifen in ihrem Bau erdrückt, Myriaden von Insekten vergiftet. Für jedes Maisfeld wurde einst ein Wald gerodet oder eine blühende Wiese umgegraben. Für eine öde Monokultur wurde ein komplexes Ökosystem mit Hunderten von Tierarten zerstört. Offensichtlich gibt es keine Lebensweise, die völlig ohne den Tod von anderen auskommt. Selbst der Baum wurzelt in toter Materie und freut sich, dass der Maulwurf unter seinen Blättern krepiert ist. Denn er braucht die Nährstoffe des verwesenden Kadavers zum Überleben. Wenn Pflanzen auf extrem armen Böden wachsen, werden die friedlichen Geschöpfe selbst zum grausamen Jäger. Denken wir zum Beispiel an die fleischfressende Venusfliegenfalle. An ihrem Beispiel sehen wir: Selbst Pflanzen sind nicht zwangsläufig Vegetarier.

Darf ich also Fleisch essen?

Verstehen Sie mich bitte nicht falsch. Nichts von dem, was ich hier anführe, soll die moderne Fleischindustrie in irgendeiner Form verteidigen. Ich möchte nur deutlich machen, dass es ein großer Unterschied ist, ob man das Töten und Essen von Tieren grundsätzlich ablehnt oder nur die gängige Praxis. Natürlich werden Tiere heute behandelt wie leblose Produkte. Tiergerechte Haltung ist in Deutschland nicht die Regel, sondern die Ausnahme. Nicht einmal ein Prozent aller Hühner stammt aus halbwegs akzeptabler biologischer Haltung. Und glauben Sie der Milka-Werbung nicht. Nur die wenigsten Rinder sehen in ihrem Leben eine frühlingsfrische Almwiese.

Aber auch heute gibt es noch Tierhaltung, die nicht per se barbarisch, unökologisch und asozial ist. Da würde man einigen aufrechten Landwirten hier wirklich sehr unrecht tun! Es gibt zum Beispiel einen Ökobauern in Brandenburg, der verschickt mit der Wurst ein Bild von der Sau, die die Wurst gestiftet hat. Das klingt makaber, schafft aber doch einen Bezug zu dem Tier. Die Säue werden im Freiland gehalten und bekommen nur bestes regionales und saisonales Biofutter. Also besseres Essen als der durchschnittliche Werkskantinenesser. Das erkennt man auch auf den Fotos: Die Schweine sehen auf ihrem Porträt glücklicher aus als ein Verwaltungsbeamter nach der Mittagspause.

Um mein Plädoyer hier abzuschließen, möchte ich die These aufstellen: Wenn ein Tier in der Summe seines Lebens mehr Glück erfährt als es durch den kurzen Moment seines gewaltsamen Todes Unglück erleidet, dann ist sein Verzehr zu rechtfertigen.

→ **Mein Tipp**

Essen Sie weniger Fleisch, und zwar viel weniger! Informieren Sie sich, wie Sie an wirklich gute Qualität herankommen. Fleisch gehört meiner Meinung nach nicht zu den Dingen, die man im Supermarkt kaufen sollte – selbst wenn Bio draufsteht. Die wirklich guten Bioanbieter wie zum Beispiel Ökoland, Bioland oder Demeter liegen da selten herum. Natürlich werden Sie mehr Geld in die Hand nehmen müssen – aber Fleisch muss beim Kaufen ein bisschen wehtun. Der Preis für diesen Planeten ist einfach zu hoch.

Außerdem: Greifen Sie doch mal wieder zur Hirschkeule. Umwelttechnisch betrachtet, gibt es kein besseres Fleisch als heimisches Wild. Die Viecher leben glücklich und zufrieden, im Einklang mit der Natur, bis ihnen eine Kugel den Schädel wegbläst. Was will man mehr?

→ **Futter für Fortgeschrittene**

Gehen Sie mal zu einer Schlachtung. Vielleicht gibt es ja in der Nähe einen Lohnschlachter, der Sie mal zuschauen lässt. Wenn Sie den Anblick ertragen, dann essen Sie weiterhin Fleisch. Wenn Sie der Anblick abstößt, werden Sie Vegetarier. Und wenn Sie dabei Spaß haben und sagen: »Hey, Schlachter, gib mir mal das Messer« – und das jeden Samstag –, dann begeben Sie sich bitte umgehend in psychiatrische Behandlung.

DIE ZUKUNFT DES FLEISCHES

Forscher versuchen seit einigen Jahren sehr eifrig, eine ökologische und ethische Alternative zum herkömmlichen Fleischkonsum zu finden. Die sauberste und einfachste Lösung wäre selbstverständlich, wenn wir Steaks wie Pilzkulturen in der Petrischale züchten könnten. Das würde natürliche Ressourcen schonen, und kein Tier müsste mehr sterben. Tatsächlich berichtete der *Spiegel* schon 2001 von dem Dermatologen Wiete Westerhof an der Universität Amsterdam, der an einem Verfahren zur Herstellung von Kunstfleisch aus tierischen Stammzellen forschte. Kurz darauf arbeiteten weltweit über zwanzig Labors fieberhaft am Schnitzel aus der Retorte. Schließlich verkündete ein gewisser Mark Post, ebenfalls Niederländer, Ende 2012, das erste Stück Kunstfleisch öffentlich zu grillen. Der Mann ist übrigens hauptberuflich Angiologe. Ich weiß nicht, warum holländische Ärzte versuchen, ihr Einkommen mit Science-Fiction-Metzgerei aufzubessern, doch offensichtlich scheint das niederländische Gesundheitssystem in einer tiefen Krise zu stecken.

Um die Muskelfasern kaufertig zu bekommen, muss das Kunstfleisch übrigens mit kleinen Stromschlägen immer wieder zur Kontraktion gebracht, also quasi vor dem Verzehr trainiert werden. Das erinnert mich ein bisschen an Doktor Frankenstein. Hat der nicht auch mit Antennen auf dem Dach Blitze aus Gewitterwolken gefischt und damit toten Körperteilen Leben eingehaucht? Wer weiß, vielleicht springt irgendwann mal eine ganze Kuh aus dem Reagenzglas. Was natürlich nicht Sinn der Geschichte ist, denn die müssten wir dann auch wieder schlachten.

Im Moment wird das Laborfleisch aus Stammzellen von Rindern, Schweinen oder Hühnern gezüchtet. Aber den Forschern ist es auch gelungen, Muskelfasern von Kängurus, Walen und Langusten zu vervielfältigen. Im Grunde kann man jedes Tier benutzen. Gerade für Gourmets und Extremesser eröffnen sich da völlig neue Möglichkeiten. Dann kann man trotz Artensterbens anfangen, mit gutem Gewissen Pandabären, Nashörner und Flussdelfine zu futtern. Vielleicht gelingt es irgendwann, das Genom von Dinosauriern zu isolieren und ein Brontosauriersteak zu züchten? Meat Design, das ist die Zukunft. Sogar Kannibalen könnten auf diese Weise sozialverträglich in die Gesellschaft integriert werden.

Doch bevor wir voreilig in Euphorie verfallen: Mark Post hat kürzlich der Presse gestanden, dass die Herstellung seines Hamburgers derzeit eine Viertelmillion Euro verschlungen hat. Sollte er ein Fast-Food-Restaurant eröffnen, könnten sich nur Bill Gates oder der Scheich von Dubai ein Super-Sparmenü leisten.

Klonfleisch in großem Stil und preiswert zu produzieren scheint also noch Zukunftsmusik zu sein. Doch die Zeit drängt. Die Weltbevölkerung wächst, und die Mägen der Massen knurren grimmig nach Wurst. Da müssen Alternativen her. Und ein Trend zeichnet sich dabei ganz deutlich ab. Doch wie bereite ich Sie am schonendsten darauf vor?

Stellen Sie sich eine kleine Plastikschachtel mit durchlöchertem Deckel vor, unter dem man emsiges Kratzen, Krabbeln und munteres Zirpen hört ... Das könnte in einigen Jahren Ihr Lunchpaket sein! Denn wenn es nach einigen Insektenforschern ginge, können auch die kleinen Krabbler dazu beitragen, den wachsenden Hunger nach tierischem Protein zu stillen. Bei circa 2,5 Milliarden Menschen in Afrika, Asien und Lateinamerika sind Käfer und Würmer bereits fester Bestandteil der Nahrung. Jetzt sollen auch Kulturen, die bisher Kerbtiere als Nahrung hysterisch abgelehnt haben, auf den Geschmack kommen. Vielleicht müssen sie es einfach: Die Welternährungsorganisation FAO stellte kürzlich streng fest, dass die Menschen an Insekten gar nicht mehr vorbeikommen werden. Sieben Milliarden Menschenkinder wollen satt werden. Da müssen auch Fliegenklatschen zur Jagd nach Futter herhalten.

Außerdem weisen Ernährungswissenschaftler darauf hin, dass Insekten energiereiche und gesunde Lebensmittel sind. Sie sind fast frei von Kohlenhydraten, äußerst fett- und cholesterinarm, reich an Vitaminen, Mineralstoffen und Spurenelementen. Was allein der Chitinpanzer einer Heuschrecke an Ballaststoffen zu bieten hat, stellt jedes Birchermüsli in den Schatten. Außerdem ist die Aufzucht von Insekten umweltverträglich: Sie verbrauchen weniger Wasser als herkömmliches Vieh, lassen sich auf kleinstem Raum züchten und sind besser für das Klima. Denn ein Schwein produziert hundertmal mehr Treibhausgase pro Kilogramm Wachstum als ein Mehlwurm. Wobei ich gar nicht gewusst habe, dass die so groß werden können! Außerdem setzen Insekten viel schneller Fett an. Im Vergleich zu einem Mehlwurm ist eine Mastsau ein magersüchtiger Teenager.

Wobei erste Skeptiker die Euphorie dämpfen und vor Massenhaltung auch bei Kriechtieren warnen: »Wir wissen nicht, von welchen Krankheiten diese Tiere befallen werden und welche Hygieneprobleme wir uns bei einer Massenproduktion einfangen«, argumentiert Professor Dr. Wilhelm Windisch vom

Lehrstuhl für Tierernährung an der TU München. Stellen Sie sich mal diese Schlagzeile vor: »Kakerlaken-Skandal in Käfer-Farm.« Das schafft einige Verwirrung beim Verbraucher.

Doch der Trend ist nicht mehr aufzuhalten. Vor allem in Thailand hat die professionelle Käferzucht bereits begonnen. Laut FAO betreiben etwa 15 000 Menschen mit einfachsten Mitteln kleine Insektenfarmen. Die Produktionskosten sind relativ überschaubar. Man darf kein Glatzkopf sein, verzichtet konsequent auf jegliche Form von Haarpflege, knuddelt hier und da mal einen Straßenköter, und schon hat man sein eigenes kleines Läusegehege auf dem Kopf. In Asien stellen Insekten kein Arme-Leuteessen dar: Alle sozialen Schichten lieben die kleinen, knackigen, knusprigen Dinger. Auch ich habe einmal in Bangkok eine frittierte Heuschrecke gegessen, und ich muss sagen, ich fand es weder ästhetisch noch geschmacklich ekliger als meine erste Gabel Ochsenmaulsalat. Wenn man den ersten Abwehrreflex überwunden hat, kann man wirklich auf den Geschmack kommen. Auch in Deutschland gibt es schon Internet-Shops für essbare Insekten. Bei »Braidy Snack« kann man sich von Seidenwürmern über Rhinokäfer all das ins Haus schicken lassen, wofür man früher den Kammerjäger geholt hätte. Denn aus kulinarischer Sicht haben Insekten einen entscheidenden Vorteil: Sie sind unglaublich abwechslungsreich. Es gibt weltweit mehr als 1 400 essbare Insektenarten. Da wartet ein entomologisches Schlaraffenland auf uns. Die Viecher heißen nicht umsonst Grillen. Warum sollte man nicht Silberfische in Konserven anbieten wie Ölsardinen? Es haben sogar schon die ersten Insektenrestaurants aufgemacht. Das wäre doch ein Menü für den Hochzeitstag: Maikäferschaumsüppchen, Frühlingssalat mit Raupen-Croutons, Hirschkäfergulasch und zum Abschluss flambierte

Skorpione mit Honigbienenmus. Herrlich! Und wenn in Zukunft ein Arbeitskollege sagt, er hat Schmetterlinge im Bauch, ist er nicht verliebt, sondern kommt aus der Kantine.

Vielleicht halten Sie das alles für sehr abwegig. Doch es geht noch extravaganter. Der japanische Forscher Mitsuyuki Ikeda hat nämlich eine Methode entwickelt, aus menschlichen Fäkalien Bakterien und Proteine zu extrahieren. Das gewonnene Kotfleisch ist sterilisiert und gesundheitlich absolut unbedenklich. Jetzt wissen wir auch, dass Kackwurst und Knackwurst nicht nur phonetisch eng verwandt sind. Geschmacklich soll ein echter Shitburger entfernt an Rindfleisch erinnern. Das ist mehr, als mancher Big Mac von sich behaupten kann. Was lehrt der Volksmund? Esst Scheiße, Millionen Fliegen können sich nicht irren! Doch einen Wermutstropfen hat die Sache: Noch scheint man kein reines Fäkalienfleisch formen zu können. Dem Produkt muss offensichtlich zu einem Drittel Soja beigemischt werden. Und Tofu ist halt wirklich eklig.

Wir fassen zusammen: Entweder finden wir unsere Bulette künftig in der Petrischale, im Komposthaufen, oder wir müssen ganz tief ins Klo greifen. Wieder drei Gründe, seinen Fleischkonsum etwas zu überdenken.

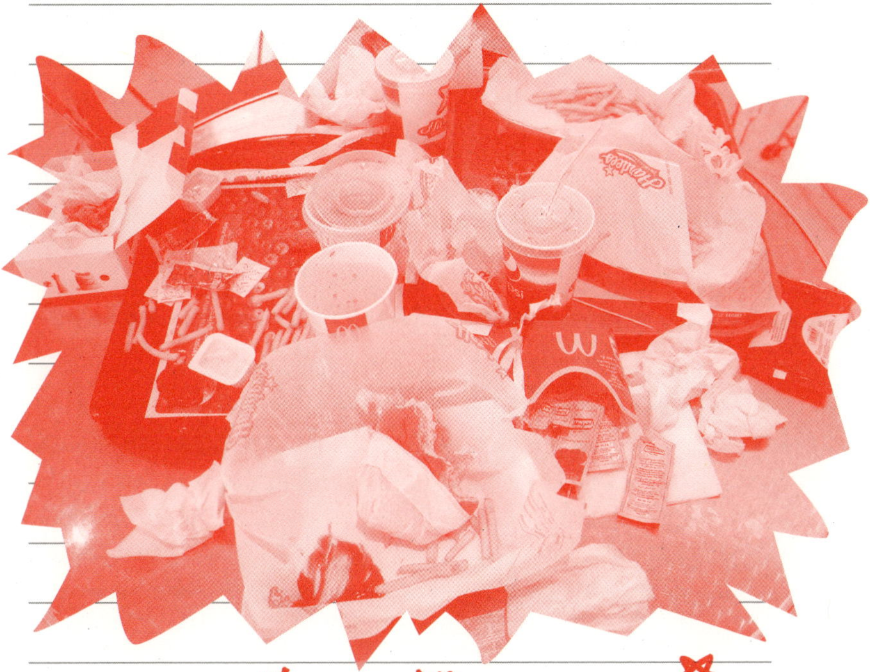

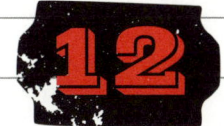

NOCH MEHR MÜLL!

oder: „Das ist ja zum Wegwerfen!"

KAPITEL-NR.

12

*Ein Aktionsstand versperrt uns den Weg. Eingemauert in exoti-
schem Trockenobst, bietet uns eine Angestellte mit gezwungener
Fröhlichkeit Fruchtstückchen an. Wir flüstern, um ihr den Tag nicht
noch mehr zu versauen.*

»Schau dir das an, Philipp! Sechs Datteln, eingepackt in einen
  Karton, der wiederum in Klarsichtfolie eingeschweißt ist.«
»Krass!«
»Und zwei Datteln sind noch mal mit wachsbeschichtetem Pa-
  pier umwickelt.«
»Wer hat das entworfen? Christo? Da verbraucht man ja beim
  Auspacken mehr Kalorien, als in so einer Dattel drinstecken.«
»Und das schimpft sich ›Bio‹. Aus der Müllmasse, die bei die-
  sem Bio entsteht, können wir uns problemlos einen neuen
  Planeten bauen.«
»Hier steht, das Plastik sei biologisch abbaubar.«
»Das ist Strontium auch. Dauert nur länger …«
»Aber Strontium darf ich nicht auf den Kompost schmeißen!«
»Bioplastik auch nicht. Der Verein ›Bundesgütegemeinschaft
  Kompost‹ sagt: Verpackungen aus nachwachsenden Rohstof-
  fen gehören nicht in die Biotonne! Aber über die Recycling-
  tonne kann man sie auch nicht entsorgen, denn das Zeug stört
  beim Kunststoffrecycling. Deshalb gehört das Ökoplastik in
  die Restmülltonne. Es wird also wahrscheinlich verbrannt.«
»Echt? Sogar beim Müll werden wir heute verarscht?«

Hurra, wir vermüllen!

Häufig trügt der schöne Verpackungsschein, denn viele Produkte sind echte Luftnummern. 2011 untersuchte die Verbraucherzentrale Hamburg 30 Artikel: Bei 23 davon befand sich in der Verpackung mehr als 30 Prozent Luft. Ab diesem Prozentsatz darf man offiziell von einer Mogelpackung sprechen. Bei »Milky Way Minis« bestand der Artikel sogar zu 61 Prozent aus reiner Atmosphäre. Wobei der Produzent Mars nur sein Werbeversprechen in die Tat umsetzt, schließlich sagt er stets, Milky Way sei »besonders luftig«. Bei »Nimm 2 Lolly« war gerade mal ein Zehntel des Artikels wirklich die versprochene Süßigkeit. Da sagen wir laut: »Danke, du kinderfreundliches Unternehmen!« Schließlich bedeuten 90 Prozent weniger Inhalt 90 Prozent weniger Karies.

Es ist schon absurd, wie unsere Nahrungsmittel heute unter Bergen von Kunststoff vermummt, verhüllt, verschleiert und versteckt werden. Von den 250 kg Hausmüll, die der Durchschnittsdeutsche pro Jahr produziert, sind 70 kg Verpackungsmaterialien, wie Papier, Pappe, Glas, Kunststoffe und Metalle, die bereits nach einmaligem Gebrauch nutzlos sind und entsorgt werden müssen. Bei 82 Millionen Einwohnern wären das 5,7 Millionen Tonnen. Und der größte Teil dieses riesigen Abfallhaufens entsteht allein durch unsere Nahrungsmittel. Alles wird doppelt verpackt, dreifach verschweißt und vierfach kartoniert. Jedes kleinste Minzbonbon bekommt sein eigenes Wachspapiermäntelchen. Zehn kleine Bonbons landen in einem bunten Plastiktütchen. Zehn Plastiktütchen stecken in einer Kombibox aus Weißblech. Zehn Blechdosen werden in eine große Schachtel gesteckt. Zehn Schachteln kommen in einen riesigen Karton.

Zehn riesige Kartons werden in 50 Meter Plastikfolie eingewickelt, damit dieser babylonische Turm aus Minzbonbons bei seiner holprigen Reise über die Landstraßen Osteuropas nicht auseinanderfällt.

Der Klassiker der modernen Verpackungskunst ist natürlich Caprisonne. Dieses Getränk kam in den frühen Achtzigern groß in Mode. Noch heute befällt mich tiefe Scham, wenn ich daran denke, wie ich dieses Zeug in meiner Kindheit aus dem orangefarbenen Strohhalm saugte. In einer Zeit, als sich die Umweltschutzbewegung in Deutschland formierte, stiegen meine Altersgenossen und ich von Glasflaschen auf aluminiumbeschichtete Plastikbeutel um. Aluminium und Kunststoff – zwei hässliche Verpackungsgeschwister! Das eine verrostet nicht – das andere verrottet nicht. Wenn in Millionen von Jahren die Pyramiden zu Staub zerfallen sind, werden immer noch silberne Plastiktütchen mit aufgedruckten Orangen über unsere kahle Erde treiben.

Das Outfit ist alles

Aber der Supermarkt ist nur ein Spiegel unserer Gesellschaft. Da ist das Outfit nun mal wichtiger als der Inhalt. Wir kaufen auch keine Waren im klassischen Sinne mehr, wie zum Beispiel ein Pfund Kaffee, eine Flasche Bier, eine Tafel Schokolade und so weiter. Wir kaufen Marken: »Ein Pfund Tchibo, eine Flasche Beck's, eine Tafel Ritter Sport …« Das ist ein großer Unterschied. Diese Produkte haben ein ganz bestimmtes Image und vermitteln dadurch ein besonderes Lebensgefühl.

Wenn sich Heidi Klum in der Haribo-Werbung auf dem Bett lümmelt und Gummibärchen in den Mund schiebt, die sie sich vorher aus irgendeinem absurden Grund zwischen die Zehen gesteckt hat, dann sagen wir nicht: »Igitt, die Frau ist fies!« Nein, wir denken: »Wow, sexy! Frau Klum weiß das Leben und Süßigkeiten zu genießen.« Hingegen wenn ich mir im Schlafzimmer gelierten Industriezucker aus den Käselatschen pople, hält mich meine Freundin für pervers!

Die Heilsversprechen der Werbung werden ganz entscheidend über die Verpackung vermittelt. Schließlich kann man das Bild von der strahlenden Blondine vor der Windmühle in idyllischer Landschaft schlecht direkt auf den Gouda drucken. So schafft die Hülle den eigentlichen Wert einer Ware. Oft bedeutet allein die Tatsache, dass ein Produkt überhaupt verpackt wird, eine unglaubliche Gewinnsteigerung. Ein Beispiel wäre unser tägliches Wasser: Auch wenn Wasser im Wörterbuch eher unspektakulär als »klare, geruchslose, farblose und geschmacksneutrale Flüssigkeit« beschrieben wird, ist es dennoch ein todschickes Lifestyleprodukt. Es gibt richtige Edelwässer. Neulich war ich zu Besuch in einem sehr feinen Restaurant in Berlin, da stand plötzlich ein eleganter Herr neben mir, der sich als der »Wassersommelier« vorstellte: »Für die Trüffelcremesuppe empfehle ich ein Glas ›Cave H2O‹, ein leicht süßliches Wasser aus dem Weserbergland«, begann der Fachmann seinen Vortrag. »Das Ragout vom tomatisierten Wildschwein verlangt eher nach einem kräftigen Wasser mit einer schönen Kohlensäure, zum Beispiel ›Bling aus Tennessee‹. Und für die Trilogie von der Brombeere würde eine Flasche ›Fiji-Wasser‹ die nötige Exotik ins Spiel bringen. Doch selbstverständlich können Sie Ihr Wasser auch à la carte bestellen: Wir bieten 40 Wässer aus 18 Ländern an.« Dann hielt er mir die Wasserkarte unter die Nase.

Mein persönlicher Liebling war »CLOUD JUICE«, übersetzt »Wolkensaft«! Flugs holte ich mein iPad raus und las auf der Herstellerwebsite nach: »Eine Flasche CLOUD JUICE enthält 9750 Tropfen Wolkensaft aus Tasmanien – der regenreichsten Region dieser Erde. Genießen Sie dieses außergewöhnliche Wasser, welches auch als ›die Tränen Gottes‹ bezeichnet wird.« Bei 26 Euro pro Flasche fange auch ich an zu flennen! Wie viel Wasser muss man denn im Kopf haben, um Regen für 0,2 Cent pro Tropfen zu kaufen?

Neugierig machte mich auf der Karte auch ein Soda namens »10 Thousand BC Premiumwasser«. Wieder konsultiere ich das Internet: »10 Thousand BC Premiumwasser – reinstes Gletscherwasser aus Kanada.« Ist das nicht bitter? Dass in Zeiten der globalen Klimaerwärmung Gletscher schmelzen, ist eine Sache. Aber die verflossenen Eisberge dann noch im Nobelrestaurant zum Hummer zu servieren?

Auch für Otto Normalverbraucher halten die Lebensmittelkonzerne ein wahres Füllhorn an trendigen Wellnesswässerchen parat. Neulich stieß ich im Supermarkt auf einen Sprudel mit »aktivem Sauerstoff«. Sechs Jahre lang habe ich Chemie studiert – und keinen blassen Schimmer, was genau »aktiver Sauerstoff« sein soll. Ozon wird in der Wissenschaft manchmal so genannt. Ist Ozon gesund? Sollte ich im Hochsommer öfter mal neben einer Autobahn joggen gehen? Auch bei der Knallgasreaktion könnte man sagen, dass da so was wie »aktiver Sauerstoff« im Spiel ist. Handelt es sich also um eine Art Sportgetränk für Selbstmordattentäter? Davon mal abgesehen: Wenn man Sauerstoff trinkt, landet er im Magen. Und was soll er da machen? Der

Magen kann mit Sauerstoff genauso viel anfangen wie die Lunge mit einem verschluckten Leberwurstbrötchen.

Ich möchte zu gern wissen, was die Jungs in ihren Entwicklungslaboren den ganzen Tag rauchen. Was halten Sie zum Beispiel von »Aqua Luna«, das vom Hersteller als lebendiges Wasser aus Vollmondabfüllung angepriesen wird? Ich muss bei »lebendigem Wasser« jedenfalls sofort an Mikroorganismen denken und zur Vorsicht raten. Wie sagt eine alte chinesische Weisheit: Je lebendiger das Wasser, desto dünnflüssiger der Stuhl.

Es lebe das Leitungswasser!

Zweifelsohne hat der Wasserkonsum heute eine geradezu spirituelle Dimension erreicht: Wasser ist Leben. Wasser ist Reinheit und Klarheit in einer schmutzigen und undurchsichtigen Welt. Vor allem aber ist Wasser das Geschäft der Zukunft schlechthin: Jährlich werden etwa 164 Milliarden Liter Trinkwasser in Flaschen abgefüllt. Riesige Geldbeträge schwemmt das kostbare Nass in die Kassen der Lebensmittelkonzerne. Auch wir Deutschen greifen immer häufiger zur Flasche. Wenn Sie überzeugter Sprudeltrinker sind und nach jedem Schluck den röhrenden Hirsch geben wollen, ist das in Ordnung – wenngleich auch nicht besonders trendy. Denn gerade der Verkauf von stillem Wasser hat in Deutschland zweistellige Zuwachsraten. Da rennen die Leute in den Supermarkt und schleppen Flasche um Flasche und Kiste um Kiste nach Hause. Und das, obwohl deutsches Leitungswasser von höchster Qualität ist. Laut Stiftung Warentest, die Trinkwasser aus den Großstädten Berlin, Hamburg, Köln und München miteinander verglichen hat, fließen in manchen Regionen sogar mehr Mineralstoffe aus der Leitung als aus der Flasche. Geschmacklich gibt es meist keine Unterschiede, was auch einen plausiblen Grund hat: Oft ist das Wasser aus dem Hahn und das Wasser aus der Flasche einfach ein und dasselbe. Nehmen wir als Beispiel mal den Wasseranbieter VOSS: VOSS kommt aus norwegischen Bergen und ist das Wasser der Stars. Angeblich soll Madonna in VOSS sogar baden. Aber woher kommt dieses kostbare Fluidum? Glaubt man dem norwegischen Fernsehsender TV2, stammt es aus den städtischen Wasserwerken eines kleinen Ortes namens Iveland. Da sieht Madonna aber blass aus: Die Iveländer sind so dekadent, die spülen mit dem Edelwasser sogar ihre Fäkalien die Toilette runter.

Fassen wir zusammen: Selbst mit dem billigsten Discountwasser lassen sich Badewannen voll Geld verdienen. Das einfachste Mineralwasser kostet im Supermarkt um die 20 Cent pro Liter. Bei einem durchschnittlichen Preis von 0,2 Cent pro Liter Leitungswasser ... Ach, rechnen Sie es bitte selbst aus!

Wahnsinnig verpackt

Nicht nur aus monetärer, sondern auch aus ökologischer Perspektive ist die Abfüllerei Wahnsinn. Vor allem, wenn die Flaschen aus Plastik sind. Laut einer Studie des Instituts ESU-Services in Zürich verbraucht die Plastikverpackung tausendmal mehr Energie als Wasser aus der Leitung. Für die Herstellung einer PET-Flasche werden circa 94 ml Erdöl verbraucht. Für Flaschenspülung, Etikettierung und Verpackung kommen noch

mal 13 ml Erdöl hinzu. Wenn das Wasser innerhalb eines Um-
kreises von 50 km verkauft wird, erhöht sich der Saldo erneut,
und zwar um 4,9 ml Erdöl. Wird das Wasser in fernere Länder
transportiert, addieren sich pro 1000 Kilometer 97 ml hinzu.
Das heißt, wenn ein Liter Wasser mit dem Lkw aus dem 16 000
Kilometer entfernten Fidschi zum Supermarkt auf Usedom gefahren wird, werden fast zwei Liter Erdöl verbraucht. So ist es
doch eigentlich verwunderlich, dass ein Liter Wasser billiger ist
als ein Liter Benzin.

Das ist noch nicht das Ende vom Lied, denn irgendwo müssen die leeren Flaschen auch wieder hin. Und was bietet sich da
an? Richtig, in den USA landen jährlich 38 Milliarden Plastik-
flaschen auf dem Müll. In Deutschland schaffen es immerhin
30 Prozent der PET-Flaschen in die Recyclinganlage. Dort werden sie geschreddert, zu 50 Prozent mit frischem Plastik vermengt, eingeschmolzen und zu neuen Flaschen gegossen. Der
Rest wird thermisch verwertet, also verbrannt. Oder biologisch
gelagert, sprich weggeworfen. Laut Umweltschutzorganisation
Oceana landen jede Stunde rund 340 Tonnen Plastikmüll im
Meer. Kunststoffteppiche von der Größe Nordeuropas treiben
munter im Pazifik umher. 90 Prozent aller toten Eissturmvögel
auf den Färöer-Inseln haben Plastik im Bauch. Aus chemischer
Sicht gleichen unsere Nordseevögel eher Quietscheentchen.

Verzeihen Sie, wenn mich an dieser Stelle der Kulturpessimismus übermannt. Aber was sind wir Menschen doch für ein-
fältige Barbaren! Gerade mal 30 000 Jahre gibt es den Homo sapiens, und schon sieht es auf diesem Planeten aus wie bei Hempels
unterm Sofa. Wissen Sie, wie lange der Dinosaurier die Erde
bevölkert hat? 180 Millionen Jahre. Wir Menschen denken immer, die Dinos wären tumbe Zeitgenossen gewesen. Viel Panzer,

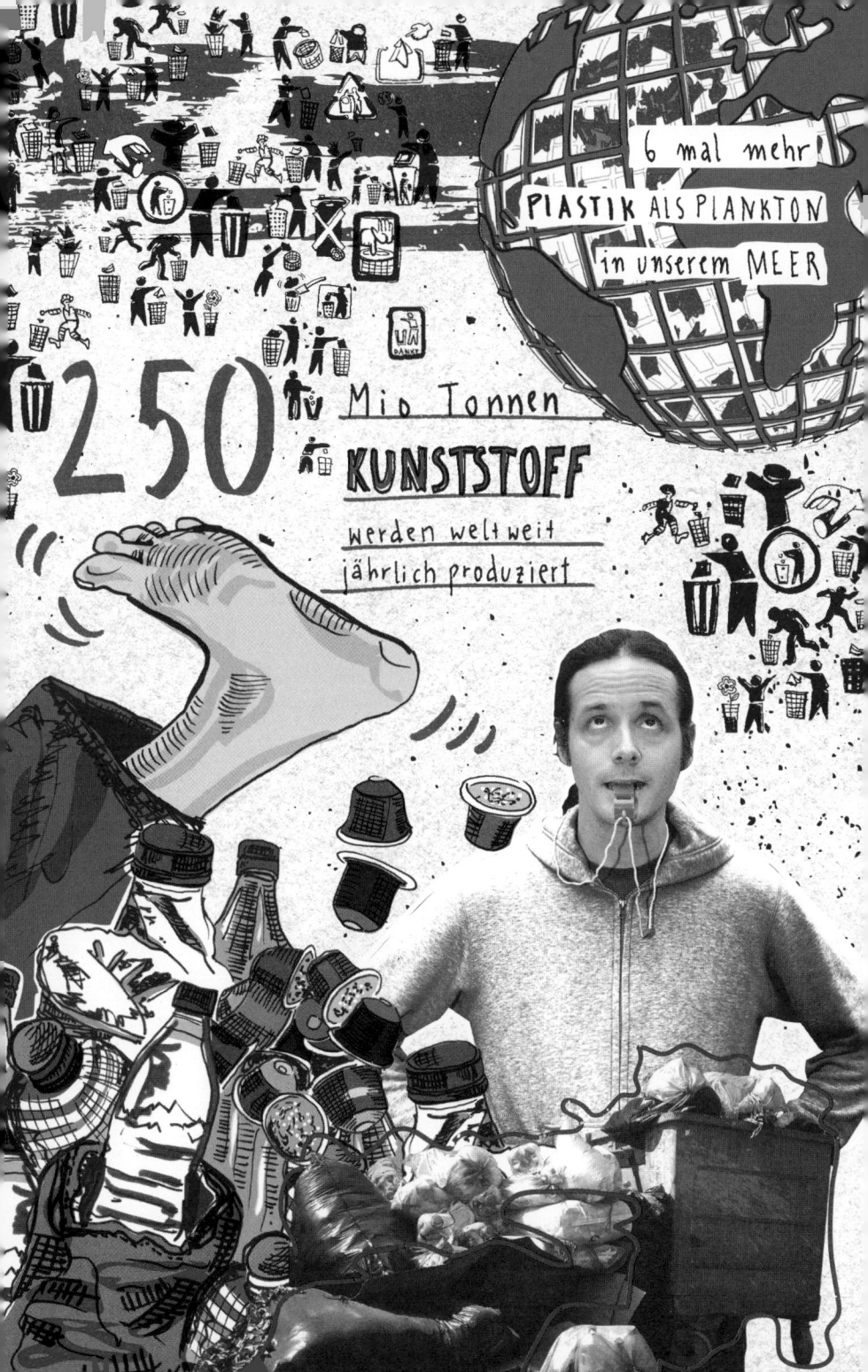

6 mal mehr PLASTIK ALS PLANKTON in unserem MEER

250 Mio Tonnen KUNSTSTOFF werden weltweit jährlich produziert

wenig Hirn! Wenig Hirn? Apatosaurier hatten sogar zwei Gehirne: Eines im Kopf und eines in der Nähe des Afters. Ein eigenes Hirn, nur zum Scheißen! Unsere Spezies dagegen hat einfach Scheiße im Hirn. Das ist etwas vollkommen anderes.

Glauben Sie, ein so hoch entwickeltes Wesen wie der Dinosaurier würde Nespresso trinken, Regenwälder für Biosprit abholzen und Gletscher zum Trinken auftauen? Drei Viertel der Dinos waren Vegetarier, außerdem waren sie Kaltblüter. Wurde es klimatisch ein bisschen kälter, haben sie sich nicht mal mehr bewegt! Dinosaurier waren also keine Monster, das waren prähistorische Buddhisten! Mit zugegebenermaßen sehr scharfen Zähnen. Sie glauben mir nicht? Dann graben Sie bitte in der Erde nach! Und was finden Sie da? Dinoknochen! Mehr nicht. Was von uns Menschen übrig bleibt, sind Capri-Sonne, Autoreifen, Elektroschrott … Welche Schlussfolgerungen werden kommende Spezies daraus über unsere Kultur ziehen? Vielleicht steht in Äonen von Jahren ein Lehrer mit seinen reptilienähnlichen Schülern im Museum für Frühgeschichte und doziert: »Das ist ein sogenanntes Atommüllfass aus dem späten 20. Jahrhundert. Uran war damals eine beliebte Grabbeigabe. Was hast du gesagt, Klaus? Zum Schutz gegen Grabräuber? Nein, man vermutet, die Menschen glaubten, Uran hätte kosmische Energie, die ihnen die Ewigkeit offenbaren würde. Wir dürfen nicht vergessen, wie primitiv diese Wesen waren. Ihr wisst ja, was man über Menschen sagt: Viel Fernsehen, wenig Hirn!«

Jetzt höre ich viele aufschreien: »Dürfen wir jetzt gar nichts mehr konsumieren? Sollen wir Menschen zurück in die Höhlen kriechen und Felswasser von den Wänden lecken?« Nein, Müll ist Teil der menschlichen Existenz, Leben heißt Müll produzieren. Wir werden irgendwann selbst zu Müll und landen auf dem großen Komposthaufen von Mutter Natur. Ich bin mir meiner eigenen mülligen Sündhaftigkeit vollkommen bewusst. Mein ökologischer Fußabdruck ist ein kräftiger Tritt in den Arsch dieses Planeten. Aber trotzdem wird man doch ein paar kritische Worte äußern dürfen, wenn man feststellt, dass Müllerzeugung heute als globaler Volkssport betrieben wird.

Verpackung ist gefährlich

Übrigens: Wir verdrecken schließlich nicht nur unseren Planeten wie Helmut Schmidt seine Lunge, sondern auch unsere eigene Gesundheit. Aus den beschichteten, gewachsten und bedruckten Kartons, Kunststoffen und Metallfolien dünsten täglich Tausende von Chemikalien in unser Essen. Viele von diesen Stoffen sind noch nicht einmal identifiziert. Jedem Erwachsenen fließen heute bis zu zehn Gramm Mineralöl durch die Adern. Jetzt fragen Sie sich: Wer ist denn so pervers und nuckelt an einer Zapfsäule? Muss man gar nicht, denn die Mineralöle stammen aus den Druckfarben der Zeitungen. Die werden zu Pappkartons verarbeitet und damit dann unsere Nahrungsmittel verpackt. Wenn Sie glauben, Sie können publizistischem Gift entgehen, indem Sie Blätter wie die *Bild*-Zeitung meiden – Pustekuchen. Axel Springer tritt Ihnen auch über den Eierkarton in die Nieren.

Noch bedenklicher stimmen mich die Weichmacher, also Stoffe, die dem Plastik zugesetzt werden. Man geht davon aus, dass diese Substanzen im menschlichen Körper wie Hormone wirken, genauer gesagt, wie weibliche Östrogene. Für uns Männer hat das ebenso fatale Folgen wie für die deutsche Rentenkasse: Die Anzahl funktionstüchtiger Spermien im Ejakulat ist in den letzten Jahren dramatisch gesunken. Wenn man den Berichten des Gesundheitsministeriums glauben darf, rangiert deutsche Samenflüssigkeit in Bezug auf ihr Befruchtungsvermögen irgendwo zwischen Naturjoghurt und Speisequark. Erektionsstörungen gehen auch auf das Konto dieses Hormonsimulanten – »Weichmacher« eben … Der deutsche Mann leidet unter einer chronischen Östrogenvergiftung. Ich warte schon darauf, dass die ersten Kumpels mich anrufen: »Philipp, Stammtisch fällt aus! Matze muss zur Mammografie, und ich hab meine Tage!« Was radikale Feministinnen immer gefordert haben, schafft die moderne Lebensmittelindustrie: das Ende des männlichen Prinzips.

Was kann ich tun?

Ich gebe aber zu, dass es auch sinnvolle Formen der Verpackung gibt. Zwei blutige Schweinenieren in den Händen durch die Straßen zu tragen kann zu Irritationen führen. Natürlich ist es aus ästhetischen Gründen durchaus sinnvoll, wenn der Harzer Handkäse umwickelt wird, bevor wir damit in einer voll besetzten Straßenbahn fahren. Und es ist auch nichts dagegen einzuwenden, die Streichwurst zu umhüllen, bevor sie zwischen Erdbeeren und Pralinen im Einkaufswagen landet. Doch mindestens die Hälfte aller Verpackungen ist so nötig wie ein Pelzmantel mittags in der Sahara.

→ Mein Tipp

Nur keine Verpackung ist eine gute Verpackung. Denn die beste und frischeste Form der Aufbewahrung von Kaffee ist nun mal die Bohne selbst. Auch die Mandarine steckt schon in einem sehr funktionalen Behälter. Das Ding heißt Schale und erfüllt voll und ganz seinen Zweck. Ich weiß, das Teil hat keinen Tragegriff – ein grober Fehler von Mutter Natur! Doch dafür hat Gott am achten Tag die Einkaufskörbe und Jutetaschen erschaffen, auf dass wir vergnügt wie Rotkäppchen durch die Frischkostabteilung hüpfen mögen.

Die wichtigste Faustregel lautet: Keinweg vor Mehrweg. Und Mehrweg vor Einweg. Keinweg heißt: Füllen Sie nach, was nachzufüllen ist. Der Flachmann und die Thermoskanne sind die ständigen Begleiter des neuen Homo sapiens oecologicus! Wenn Sie gerne Sprudelwasser trinken, kaufen Sie sich einen Soda-Streamer. Das macht sogar schon beim Abfüllen lustige und ordinäre Geräusche. Wenn Sie jetzt sagen, ich würde ja gerne, aber meine Frau fürchtet um meine Manneskraft: Die Flaschen gibt es auch aus Glas!

→ Futter für Fortgeschrittene

Lassen Sie Ihren Verpackungsmüll im Supermarkt, und zwar ausnahmslos! Bewaffnen Sie sich mit Tuppertöpfen und Einmachgläsern. Doch Vorsicht: Die Ware direkt an der Wursttheke in die eigenen Behältnisse zu stopfen ist aus juristischen Gründen leider verboten. Weil man als Richter nicht mehr entscheiden kann, ob der Kunde an der Salmonelle vom Huhn oder an den Bakterien von seinen dreckigen Griffeln krepiert ist. Aber hinter der Supermarktkasse dürfen Sie Ihre Behälter auspacken. Wollen wir mal sehen, wann bei Lebensmittelkonzernen die ersten Beschwerden von Filialleitern eingehen, die jeden Abend den Eingang zu ihrem Supermarkt mit Schaufelbaggern freilegen müssen.

Oder noch besser: Werfen Sie gar nichts mehr weg. Denn dadurch wird Müll schließlich erst zu Müll. Retten Sie die Verpackung vor dem Schicksal, Abfall zu werden. Kein Fetzen Materie ist so unwert, dass man nicht noch irgendetwas daraus machen könnte. Warum nicht einen Senfeimer in einen schicken Hutständer verwandeln? Oder eine modische Schutzhülle für Ihren Milchschäumer aus Safttüten entwerfen? Oder ein Pinnbrett aus Weinkorken? Mit etwas Kreativität wird Abfall zur Kunst. Die Recycling-Künstlerin Katell Gélébart macht sogar Designerkeidung aus Müll: Bonduelle-Kleider, Mäntel aus Friskies-Katzenfuttertütchen oder Bomberjacken aus Barilla-Nudeltüten. Warum nicht? Bei Joghurtbechern drängt sich die Assoziation von Büstenhaltern der Körbchengröße A doch geradezu auf. Sie müssen Ihre neue Kollektion vor Gebrauch nur ordentlich waschen, denn Sie wollen schließlich mit Ihrem Aussehen für Furore sorgen, nicht mit Ihrem Geruch. Verschenken Sie Ihre Werke auch großzügig an Ihre Freunde, und vergessen Sie nicht, bei jedem Besuch enttäuscht zu rufen: »Du benutzt meinen Büroklammersammelbehälter aus bemalten Sardinendosen ja gar nicht!« Keiner wird es wagen, Ihren Müll wegzuschmeißen. Es kann natürlich sein, dass Sie nicht mehr eingeladen werden. Aber das ist es Ihnen doch wert, oder?

DER WAHNSINN HAT METHODE

»Das ist unser Modell Latissima in der Farbe Mysterious Black. Mit abnehmbarem Milchbehälter, 1,2-l-Wassertank und verstellbarer Auffangschale für Latte-Macchiato-Gläser!« Jetzt bin ich doch in ein Verkaufsgespräch geraten. Vor mir steht ein adretter Anzugträger mit öligem Haar und einem siegesgewissen Lächeln. Eigentlich wollte ich mir den Laden ja nur angucken. Ich bin nämlich zufällig an einem Nespresso-Laden vorbeigekommen. Nespresso. Das ist der Kaffee, den auch George Clooney schlürft. Habe ich »Laden« gesagt? Entschuldigung, Nespresso-Boutique! Ich möchte fast sagen Nespresso-Tempel. Die Räumlichkeiten hier gleichen eher einem Juweliergeschäft. Wohin man schaut: Tropenholz, Edelmetall und Palmen. Es gibt sogar zwei Mitarbeiterinnen, die dem Kunden die Tür aufhalten. Offensichtlich wandert hier stündlich Kaffee im Wert von mehreren Millionen über die Ladentheke. Überall stapeln sich die metallisch glänzenden Nespressokapseln wie Goldbarren in Fort Knox, Wahnsinn! Es ist Montag, 10 Uhr vormittags, und es ist gerammelt voll. Dabei bin ich der einzige Kunde!? Der Rest ist Personal ... Acht Angestellte, verteilt auf vier Kassen. Drei an der Nespresso-Café-Bar. Zwei vor dem Nespresso-Club-Room. Zwei im Nespresso-Club-Room. Und acht Personen an der Nespresso-Discovery-Wall. Geil, oder? Discovery Wall – genau da stehe ich. Denn da ist ein Regal mit Kaffeemaschinen. Hier wird nicht irgendein Kaffee verkauft. Hier steht die Luxusflotte der weltweit operierenden koffeinhaltigen Heißgetränke. Hier wird Kaffee nicht verkauft, sondern in Form des modernsten Designs angebetet. Die ganze Aufmachung hat etwas Sakrales. Haben Sie gewusst, dass man Mitglied beim Nespresso-Club sein muss, bevor man den Kaffee über das Internet bestellen darf? Vielleicht muss ich mir Nespresso eher als eine Art Religionsgemeinschaft vorstellen? Wie Scientology? Wo man sich in der Hierarchie langsam hochtrinken muss: Vom einfachen Kaffee-Adepten über den Hüter des heiligen Zuckerlöffels bis hin zum Hohepriester der Entkoffeinierung.

Der Verkäufer rezitiert die Angebotspalette in Form einer italienischen Arie: »Wir haben drei Lungo-Sorten: Fortissio Lungo, Vivalto Lungo und Finezzo Lungo. Und zehn Espressi: Arpeggio, Roma, Livanto, Capriccio, Volluto, Cosi, Indriya, Rosabaya, Dulsao und Ristretto.« Ich stutze: »Was, der Kaffee heißt Rosetto? Das klingt aber nicht so lecker!« Der Mann verbessert mich geduldig. »Ristretto! Einer der beliebtesten Grands Crus.« Er sagt lässig Grands Crus wie ein Sommelier, der Jahrzehnte im Bordeaux gekellnert hat. Ich antworte: »Super, haben Sie auch einen schönen Schonkaffee Spätlese aus dem Rheingau? Oder ein 1974er Mokka de Pomerol?« Ich schaue in sein ausdrucksloses Gesicht. Diesen Witz hat er nicht verstanden.

Nestlé kam als Erster auf die Idee mit dem portionierten Kaffee – in den Achtzigern. Da war aber die Zeit noch nicht reif, es regierten die Ökos. Wenn da ein Schweizer Großkonzern einen Laden mit Teakholztheke in Deutschland aufgemacht hätte, wäre er von Umweltaktivisten in die Luft gesprengt worden. Heute ist das Geschäft mit den Kapseln ein Milliardengeschäft. Klar, portionierter Kaffee passt super in unseren modernen

Lifestyle: Der kurze Coffee-Shot für den trendigen Großstadt-Single zwischen Business-Meeting und After-Work-Party. Nespresso hat den Kaffee aus dem Joch des Kaffeekränzchens befreit, wo er eingekerkert in Rosenthal-Tassen auf Spitzendeckchen unter dem Gekeife von krampfaderngeplagten alten Schachteln ein kümmerliches Dasein fristete.

Ich frage den Verkäufer, was so eine Stange mit Kapseln kostet. »Zehn Kapseln ungefähr 3,50 Euro!« Ich überschlage im Kopf: Das heißt also 35 Cent pro Stück. Bei circa sechs Gramm Kaffee pro Kapsel. Das sind … Ich rufe begeistert aus: »Krass, das sind ja nur 60 Euro pro Kilo Kaffee!« Er strahlt mich an. Ironie versteht er auch nicht.

Sind die Jungs irre? Für 60 Euro bekomme ich wilden, handverlesen Dschungelkaffee mit Öko-Premium-Siegel, der so fair gehandelt wurde, dass ein äthiopischer Kaffeesammler seine Kuh in Berlin Theaterwissenschaften studieren lassen kann. Doch eines interessiert mich noch, und ich wende mich dem Verkäufer erneut zu: »Diese Aluminiumkapseln – muss das wirklich sein?« Ich erkenne ein kurzes nervöses Zucken über der linken Augenbraue des Verkäufers. Er meint vorsichtig: »Aluminium ist das beste Material für die Aufbewahrung natürlicher Aromen!« Ich antworte energisch: »Schon, aber laut eigenen Angaben von Nespresso werden derzeit 12 300 Nespresso-Espressi pro Minute getrunken. Bei verarbeiteten 1,1 Gramm Aluminium pro Kapsel kommt man damit auf 13,5 Kilo in der Minute, 811 Kilo in der Stunde und 19 Tonnen am Tag. Man schätzt, jährlich entstehen durch Nespresso circa 6 000 Tonnen Metallabfall. Das entspricht einem Schrotthaufen, der entsteht, wenn man den Eiffelturm zersägt!« Er sieht mich fassungslos an. Rechnen ist offensichtlich auch nicht seine Stärke.

Ich habe gelesen, zur Gewinnung von einer Tonne Primär-
aluminium werden 13 000 kWh Strom und 57 m³ Wasser gebraucht. Dabei fallen jährlich Millionen Tonnen von Rotschlamm
an. Dieser Stoff vergiftete im Jahr 2010 in Ungarn die Flüsse und
brachte Millionen Fische zur Strecke. Ich schaue den Verkäufer
scharf an: »Offensichtlich kann man von Ihrem Kaffee doch genug bekommen.« Die Stimme des Verkäufers bekommt einen
leicht weinerlichen Unterton: »Aber Aluminium ist ein Stoff, der
unendlich oft recycelt werden kann.« Jetzt werde ich langsam
sauer: Diesen Spruch hat er aus der ausliegenden Nespresso-
Broschüre mit dem fantastischen Titel »Ecolaboration«. Das
Wort passt auch zu der ganzen Aufmachung des Ladens, denn
auf Englisch hört sich selbst der größte Blödsinn schick an.

»Unendlich oft recycelbar? Warum nicht gleich: Aluminium
steht für totale Rückführung von Altmetall unter Aufbringung
übermenschlicher Anstrengungen in den Schoß der Volksgemein-
schaft. Außerdem werden beim Recycling von Aluminium pro
Tonne auch immerhin 800 kWh Strom verbraucht. Und das ist
angesichts der Tatsache, dass normale Maschinen überhaupt
kein Aluminium zum Kochen von Kaffee benötigen, doch relativ viel – oder etwa nicht? Kein Grund, auf Saubermann zu machen. Man pinkelt auch nicht in den Garten vom Nachbarn und
erklärt ihm, wie glücklich er sich schätzen kann, dass Sie heute
schon Stuhlgang hatten, verstehen Sie?« Tut er nicht. Metaphern
als Stilmittel waren bei seiner Mitarbeiterschulung offensichtlich
nicht auf dem Plan.

Und es wird noch besser: Nespresso verspricht, bis 2013 die
Menge an recyceltem Aluminium zur Produktion ihrer Kapseln
auf 75 % zu verdreifachen. Das heißt also, bisher werden gerade mal
25 % recyceltes Aluminium verarbeitet. Nespresso verwendet für

seine Kapseln also einen Stoff, der zwar unendlich gut zu recyceln ist, nur nicht von Nespresso.

O. k. ich gebe zu, ich habe mich auf dieses Gespräch etwas vorbereitet. Die Stimme meines Gegenübers beginnt zu zittern: »Aber wir sind dem Dualen System angeschlossen.« Wahnsinn, das klingt, als sei der gesamte Konzern geschlossen bei Greenpeace eingetreten. »Das Alu soll einfach in den Gelben Sack gekloppt werden? Das ist natürlich ein visionäres Umweltkonzept. Hier in München gibt es wie in vielen Städten keine Gelben Säcke. Außer die Landesregierung hat sich eine schwere Hepatitis zugezogen!« Was er mit dem Wort Hepatitis anfangen kann, können Sie sich sicher denken.

Klar, man kann das Aluminium auch in einen Sammelcontainer oder zum Wertstoffhof bringen. Das erscheint mir irre realistisch. Gerade hat eine grell geschminkte Dame mittleren Alters ihren Mercedes SLK trotz absoluten Halteverbots vor dem Geschäft geparkt und stöckelt in dunkelbraunen Pelz gehüllt ins Geschäft. Unter Wertstoffhof versteht die wahrscheinlich den Ort, wo sie ihre Diamanten gekauft bekommt, wenn ihr Göttergatte mal wieder die Chefsekretärin gebumst hat. Frauen dieses Kalibers werden erst dann einen Sammelcontainer besuchen, wenn Gucci die passenden Taschen für leere Proseccoflaschen erfunden hat. Meine Stimme bekommt einen scharfen inquisitorischen Unterton: »Und was passiert mit dem Kaffee?« Schweiß perlt langsam von der Stirn meines Gegenübers wie Kondenswasser vom Metallgehäuse einer Lattissima Chrome mit einklappbarem Abtropfgitter. Jetzt hat er Angst. Er weiß, noch eine falsche Antwort, und ich versohle ihm vor allen Mitarbeitern den nackten Hintern mit einer Stange Nespresso-Kapseln. Er nuschelt zaghaft: »Der wird bei der Aluminium-Aufarbeitung verbrannt.«

Ich brülle: »Und das ist ja genau das, was man mit Biomüll tun sollte, nicht wahr? In den Gelben Sack und dann einfach abfackeln! Klar, der Himmel hält die größten Platzressourcen für unseren Lifestyleabfall bereit. Die Millionen Tonnen von Kaffee müssen ja irgendwie zurück in die Herkunftsländer. Da eignet sich am besten der Kohlendioxidtransfer über die Luft. Und mit der aufgeheizten Atmosphäre können wir dann unseren Café crème warm halten, was?« Der Verkäufer bricht zusammen, wälzt sich vor mir auf den Boden und heult: »Was wollen Sie denn von mir? Natürlich verkaufen wir überteuerten Kaffee. Natürlich ist die beste Form der Aufbewahrung von Kaffee die Bohne selbst. Natürlich bietet die Kombination von Siebmaschine mit einer Kaffeemühle den frischesten Genuss mit der höchsten Wahlfreiheit. Natürlich können auch Nespressokunden auf aluminiumfreie Alternativsysteme umsteigen. Mein Gott, es gibt sogar Kapseln, die wiederverwertbar sind. Nur stellen wir diese Dinger halt nicht her!« Weißer Geifer umrahmt seinen Mund wie frischer Milchschaum. »Gut, mehr wollte ich ja nicht wissen!«, sage ich freundlich. Diese Lektion hat er offensichtlich gelernt. Er tut mir fast ein bisschen leid. Doch was soll ich machen? It's a dirty job, but someone's gotta do it!

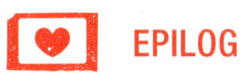 **EPILOG**

Wir ruckeln im Auto Richtung Heimat. Sanne sitzt hinter dem Steuer, und ich stöbere in unseren Einkäufen.

»Also, Philipp! Dafür, dass du mir ein paar kleine Tipps geben wolltest, brummt mir jetzt ganz schön der Kopf!«

»Sorry, ich weiß! Ich war zu lange im Internet!«

»Hast du von allem nicht eine Kurzversion? So ein paar Faustregeln?«

»Schwer, Sanne. Ich würde sagen … Der größte Ernährungsberater aller Zeiten ist für mich Douglas Adams. Der zentrale Satz in seinem Hauptwerk *Per Anhalter durch die Galaxis:* Keine Panik. Das ist für mich der wichtigste Tipp überhaupt. Für das Essen, das Leben, das Universum und den ganzen Rest!«

»Klingt sehr sympathisch!«

»Und dann kommt für mich schon der alte Paracelsus: ›Ein jeglich Ding ist Gift, allein die Menge macht's!‹«

»Das hatten wir schon. Geht's auch ein bisschen konkreter?«

»›Essen muss nicht gesund machen, sondern satt!‹ Das ist von Udo Pollmer. Ein deutscher Ernährungswissenschaftler. Ich habe praktisch alles von ihm gelesen. Er ist sehr lustig!«

»Und noch konkreter!«

»Iss frische, unbehandelte Lebensmittel. Wenig Fleisch. Hauptsächlich Pflanzen. Probiere alles und koche selbst, wann immer du kannst. Das sagt Michael Pollan, ein New Yorker Food-Journalist. Konkreter geht es nicht.«

»Gut. Noch was?«

»Natürlich. Das Wichtigste: Bertolt Brecht hat nicht recht. Erst kommt die Moral, dann kommt das Fressen! Die grundlegende Frage bei jedem Griff ins Supermarktregal sollte nicht sein: Ist das Produkt gut für mich? Es sollte sein: Ist es gut für diesen Planeten und den Rest seiner Bewohner?«

»Und was gibt es heute zu futtern?«

»Lädst du mich zum Essen ein?«

»Klar! Wenn du kochst, schon!«

Ich krame weiter in der Baumwolltasche.

»Dann lass mal sehen: Mehl, Milch, Sahne, Schokolade, eine elektrische Zahnbürste …«

»Was?«

»Kleiner Witz. Dann haben wir noch Mohrrüben, Champignons, Petersilie … Brot kaufen wir beim Bäcker. Dann, die Kronjuwelen: zwei Flaschen sehr seriösen rheinhessischen Riesling.«

»Dein Konzept: ›Weniger schlechtes Fleisch, mehr guten Alkohol!‹ ist absolut bestechend!«

»Merci, Madame! Ich würde sagen, heute gibt es: Pfannkuchen-Rouladen mit Champignoncreme!«

»Geil!«

»Mist! Wir müssen zurück!«

»Was ist los?«

»Wir haben die Eier vergessen!«

ICH DANKE,

Sabine Büttner und Jens Hüttenberger für die vielen, vielen Anregungen und der Übersetzung meiner Muttersprache (Deutsch) in richtiges Deutsch. Ohne sie könnte dieses Buch niemand lesen.

Meiner Freundin Inka Meyer für die wunderschönen Illustrationen und die Gestaltung meines Werkes. Ob dies ein gutes Buch geworden ist, diese Entscheidung sei dem Leser überlassen. Doch dass es ein schönes Buch geworden ist, dies ist über jeden Zweifel erhaben.

Tilo Eckardt, meinem ersten Verleger, für seinen ermutigenden Enthusiasmus und sein erstaunliches Gottvertrauen in meine Fähigkeiten als Autor. Ich glaube manchmal, er mag das Buch wirklich.

Sabine Kroiß für die schnelle Endkorrektur unter extrem hohen Zeitdruck. Ich bekomme übrigens noch eine Rechnung von dir.

Dr.med. Christian-Dominik Möller, Chefarzt für Diabetologie und Ernährungsmedizin am Bürgerhospital Frankfurt, für das prüfende und am Ende wohlwollende Auge, das er auf dieses Buch geworfen hat.

Meinen Eltern, für ihre Liebe und Zuwendung. Dank ihnen bin ich bis heute nicht vom Fleisch gefallen. Und ja, Mama, jetzt wo dieses verdammte Buch fertig ist, werde ich auch endlich wieder mehr essen …